看護学を学ぶための
スタートガイド

看護キャリアの第一歩

泉澤 真紀
升田 由美子 ［編著］

大学教育出版

はじめに

　あなたが、看護を学びたい、看護師になりたいと思ったのはいつからですか。幼い頃に出会った看護師さんに優しくされて、自分もそうなりたいと思ったり、自分の親やきょうだいが看護師でその魅力に惹かれたり。もしかすると何になりたいかまだはっきりせず焦りから決めてしまった人、収入の安定を考えたり、生涯使える資格がもてるという理由で看護職を選んだり。いろいろな方がいることでしょう。なかには、親御さんに強く勧められて、なんとなく看護を選んでしまった人もいるかもしれません。でも、心配はいりません。理由は何であれ、今あなたは、看護の入り口に立っているということは事実です。そして看護に向かう決意を固めているのではないでしょうか。不安もあるでしょうが、それ以上にこれからの看護学の学びに夢と希望に満ち溢れていることでしょう。

　ところで、高校生までの看護に対するイメージはどのようなものでしたか。おそらく世間一般でいわれているような、医師の手助けをして患者さんに寄り添い心の支えになるお仕事というイメージが強いでしょう。そうですね、間違いではないです。でもそれ以上に、看護の学びはもっと奥深く、人を魅了し、自己を成長させてくれる仕事です。これから看護を学修していく中、そのことについて日ごとに実感してくることでしょう。そうしていくうちにおそらく、看護に対しての見方やその思いは、最初のイメージと少しずつ変わっていくことでしょう。看護を学ぶことは、ワクワク、ドキドキの連続です。3年後4年後、看護職になる未来の自分を想像しながら、学んでいけるとよいと思っています。

　ところで、世間では看護師という仕事は、3K（きつい、きたない、危険）とか、7K（3K＋規則が厳しい、休暇が取れない、化粧がのらない、結婚ができない）とか、とかく言われがちです。でも考えてみてください。看護職が国家資格である以上、社会に対しての責任が持てる仕事という意味では、そう容易で簡単ではありません。これまで聞いたことのない医学や看護の知識に加えて、それを生かす技術も大切になってきます。高等学校までの学習スタイルとは違い、自分自身が学ぶ主体となる、つまり自分を律し学び続けていかなければならないのです。学修者としての責任と自覚、そして将来、自律した職業人であると胸を張れるような人になることが必要になってきます。それはつまり、"やりがい"と表現できるのではないでしょうか。自分の今持っている看護になろうとする夢を具現化していけるよう、私たちと一緒に看護の学びのドアを開けていきましょう。

本書の著者である私たちは、北海道旭川市で看護基礎教育に携わる看護教員であり、主として基礎看護学という専門領域を担当しています。私たちは、高校生で進路を決めて看護師養成学校に入学後のこの1年間が、看護職になっていく上でとても大切な時期であると考えています。この時期に、看護学に関する知識や技術の基本的な学修が必要なことはもちろんです。しかしそれ以上に、人とどうかかわるか、人にどう振舞うか、そして看護をどう見るか、どう感じるか、どう伝えるかなどなど、看護の形が作られていく土台となる時期だからです。このことは、将来の自己の看護キャリア形成や人生にもかかわる重要な部分だと思っています。看護に対する見方や考え方の重要で核心的な部分は、この入学してからの1年で形成されるとも言われています。だから、学校に入学してからのこの1年の看護の学び方はとても大切です。看護を学ぶスタートを切る今の時点が首尾よくスムーズに滑り出せるよう、揺れ動くみなさんたちの思いをしっかり受け止め、そして看護の世界に歩み出すお手伝いができると幸いです。

　入学されて間もないみなさんたちには、まだ看護がわからずにいると思います。しかし手探りしながら学んでいくうちに、ゆっくりゆっくりその形が見えてきます。もしかするとある時期に突然、その形がくっきりわかる瞬間が来るかもしれません。その過程には失敗や挫折もあるかもしれませんし努力や根気も必要です。私たち基礎看護学の教員は、本書を通じその学び過程に寄り添いながら、看護の面白さや素晴らしさそしてその醍醐味を、お伝えできたらと思います。看護学の最初の専門領域である基礎看護学として、これから歩む看護キャリアの第一歩に関わらせていただき、みなさんたちの看護の学びが拓けていけるよう応援しています。

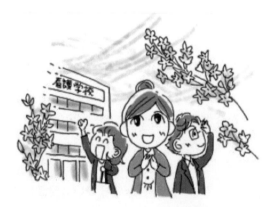

旭川市立大学　保健福祉学部保健看護学科

泉澤　真紀

看護学を学ぶためのスタートガイド
—— 看護キャリアの第一歩 ——

目 次

はじめに …………………………………………………………………………………………… i

第1章　ようこそ看護の世界へ …………………………………………… 1

1. 看護学とは何？　**1**
2. 大学（もしくは専門学校）で看護を学ぶということ　**2**
3. 看護の学びの構造と看護キャリア　**2**
4. 本書の目的　**4**
5. 看護師を目指す将来のあなたへ　**5**

第2章　授業の受け方・ノートの取り方・試験 ………………………… 7

1. 学生になる、学生として学べているとは　**7**
2. 授業の受け方　**8**
3. ノートの取り方　**11**
4. 試験について　**13**

第3章　図書館の使い方・文献検索の方法 ………………………… 17

1. 図書館ってどんな場所？　**17**
2. 大学図書館へ行こう　**18**
3. 必要な文献の探し方　**19**
4. 道内「大学図書館相互利用サービス」について　**22**

第4章　文章の読み方・まとめ方 ………………………………………… 23

1. 文章の読み方　**23**
2. 本の読み進め方　**25**
3. 文章のまとめ方　**27**

第5章　レポートの書き方 ……………………………………………………… 31

1. 看護職を志す者としてレポートに立ち向かおう！　**31**
2. レポートとは　**31**
3. レポートを書いてみよう！　**37**
4. 忘れないでほしいこと　**40**
5. レポートに立ち向かった先にみえるもの　**41**

第6章　文献の書き方 ································· 43

1. 文献の収集　**43**
2. 引用文献と参考文献　**45**

第7章　情報リテラシー ································· 52

1. 情報リテラシーとは　**52**
2. 自分がどんな情報を求めているのかを理解し、その情報を的確に探す　**53**
3. 情報の内容を評価し判断して、行動する　**54**
4. 自分から情報を発信する　**55**

第8章　グループ学習活動スキル ····················· 59

1. グループで活動・学習する意義　**59**
2. 仲間との学びを拡げ深めるスキル　**61**
3. 互いに自由に話し合うスキル　**62**
4. グループワークでの役割・学習計画・話し合い方を決めよう　**64**

第9章　ディスカッションスキル ····················· 68

1. ディスカッションとは　**68**
2. ディスカッションの目的と意義　**68**
3. ディスカッションを行うことで、身につく能力とは　**69**
4. ディスカッションするための努力 ─ 言葉を知る ─　**72**

第10章　プレゼンテーションスキル ···················· 74

1. 内容の吟味　**74**
2. プレゼンテーションツール　**75**
3. パフォーマンス　**76**
4. 聴き手の役割　**78**
5. 質疑応答・ディスカッション　**79**

第11章　看護カンファレンス ························· 81

1. 看護におけるカンファレンス　**81**
2. カンファレンスガイド　**83**

　　3. カンファレンスでの留意点　　**88**

　　4. カンファレンスを記録する　　**88**

第 12 章　看護技術の学び方 **90**

　　1. 看護過程を展開する技術　　**90**

　　2. 観察技術　　**91**

　　3. 対人関係の技術　　**92**

　　4. 日常生活援助技術　　**92**

　　5. 診療の補助技術　　**93**

　　6. 看護技術、どのように学ぶ？練習する？　　**93**

　　　　看護師等養成所の運営に関する指導ガイドライン　　**98**

第 13 章　看護学実習とは **101**

　　1. 看護学実習って何？　　**101**

　　2. 実習に入る前の準備　　**104**

　　3. 病院実習の実際　　**105**

　　4. 看護学実習ならではの学び　　**108**

第 14 章　地域貢献と街づくり **110**

　　1. なぜ地域貢献する必要があるのか　　**110**

　　2. 地域貢献と看護　　**113**

第 15 章　看護とキャリア **119**

　　1. キャリア（career）とは　　**119**

　　2. 看護におけるキャリア：看護教育　　**120**

　　3. 看護におけるキャリア：キャリア理論　　**124**

　　4. キャリア開発・キャリアデザイン　　**125**

　　5. あなたのキャリアを支える存在　　**126**

第 16 章　看護と倫理 **128**

　　1. 倫理とは何か　　**128**

　　2. 看護倫理とは何か　　**129**

3. 看護職としての看護倫理の考え方　**130**

4. 看護学生としての日頃の行いは、看護倫理に通じる？　**131**

5. 看護倫理と守秘義務・個人情報の保護　**132**

6. 看護職における研究と倫理　**134**

7. 看護職における倫理綱領　**135**

看護職の倫理綱領　**139**

おわりに **140**

執筆者一覧 **142**

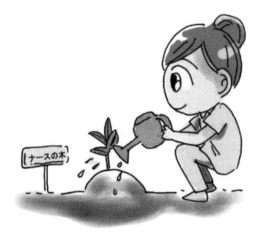

第 1 章

ようこそ看護の世界へ

1. 看護学とは何？

　みなさんは、この 3 年ないし 4 年間で「看護」を学ぼうと決意し、そして将来看護職者として働くことを目指し入学されたことと思います。これまで、様々なところから看護の道の険しさについて聞いたことがあるでしょう。周知のとおり、看護を学ぶ道は平坦ではありません。それはなぜか。看護には人々が大切にしている生命の尊厳と、もっとも複雑で多様性のある人間を尊重する態度が必要であることからも言えます。このことは幼少の頃から親や義務教育で教わってきているでしょうが、しかしそれ以上に、生命に対する畏敬の念と人々の幸福と安寧を願う私たちは、それらをもっともっと発展させてみていく必要があります。私たちが生きている社会の中で、それがどのように扱われ考えられているか、そこにこの仕事がどう関わるのかが重要です。加えてその仕事を担う社会的な役割と責任がつきまとう職業でもあります。それは看護職の大切な使命とも言えます。もっと

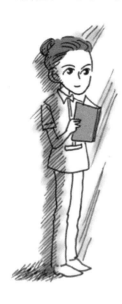

深く人間を見つめ、もっと広く社会を見渡し、その中でヒトが "生きていること" と "生きていくこと" を支える、そのような仕事に就こうとするからなのですね。私たちはその職責にある看護職のことを、人の生命と健康に関わる専門職（プロフェッショナル）と呼んでみたいと思います。

　さて、専門職とはどういう人のことを言うのでしょうか。古くは僧侶や法律家、医師が、その名の通り専門職でありました。しかしながら近年、専門職も多岐にわたります。専門職に値する人とは、どういう人をいうのでしょうか。氏家（2004）は、①高度な学問的背景、②体系的教育、③公共性、④社会的認知、⑤職業としての同時性と自立性がある、このような職業を専門職であると述べています。さて、看護職は専門職と言えるでしょうか。そうであるかど

うかは、実は看護職としての心構えと看護観、倫理観、つまり看護職としてどうあらねば
ならないかという私たちの看護の姿勢にかかっています。私は、看護職は人々の健康と幸
福に寄与できる専門職だと考えています。社会から認められている国家資格である以上、
その責任は大きいですし社会からも期待されています。ひとたび「看護師」の国家資格を
持ったら、人々はそれだけで信頼を寄せることでしょう。そのような社会に応えていく責
務を私たちはもたなければいけないことは当然のことです。

2. 大学（もしくは専門学校）で看護を学ぶということ

　看護を学ぶという意味では、3年間の専門学校でも、4年間ある大学でもその核となる
ものの考え方は変わらないと私は思っています。どちらも同じ国家資格であり、仕事内容
が変わるということはおそらくないでしょう。看護師としての役割や責任も変わりはあ
りません。では、同じであるのに、なぜ学ぶ年限に3年間と4年間があるのでしょうか。
そこで育まれるこの1年間の違いは何なのでしょうか。私は看護に対する理念と看護を
目指すビジョンを描くことができ、そして生涯にわたり看護を実践していける力、コンピ
テンシー（高い成果につなげる行動特性）を育むことのできる度量の違いであるのではな
いかと思っています。3年間と4年間の教育課程が目指すことが例え一緒であっても、社
会が求める看護人材に対する要求度に違いがあるのではないかと考えています。社会が求
めているのは、単に知識を持っているとか仕事ができるとか、そういうことだけではない
もっと高い能力をもった看護師です。それは看護に長けたコンピテンシーを持った人をい
うのではないでしょうか。それには、最低4年間の学修の積み重ねが必要であるといっ
ているのだと思います。誤解のないように申し上げますが、3年間ではそれができないと
言っているのではありません。4年間かけなくても、自分の努力次第でいくらでも、社会
の要請に応えられる看護のキャリアを積むことのできる道は十分開かれています。

3. 看護の学びの構造と看護キャリア

　保健師助産師看護師学校養成所指定規則（以下、指定規則）によれば、看護教育は、基
礎分野、専門基礎分野及び専門分野に分けられています。さらに専門分野では、基礎看護
学、地域・在宅看護論、成人看護学、老年看護学、小児看護学、母性看護学、精神看護

学、看護の統合と実践で構成されています。しかしながら各専門学校や大学でその教育内容は、学校の理念や教育目的に照らして設定されているので、学校による違いがあります。2022 年度の改正カリキュラムでは、合計 102 単位を修得し卒業してはじめて国家資格の受験資格が得られるとなっています。大学は主として基礎（教養）分野が少し多く設定されているため、大学卒業のために必要な単位数である 124 単位が設定されています。

　ただ、単位数を取得すればよいということではありません。専門学校や大学には、教育理念や教育目標が設定されています。各学校が社会的使命を果たすために、どういう人材を社会に送り出したいと考えているのか、つまりデプロマ・ポリシー（DP）が掲げられ、それに沿って教育内容が配置されています。もちろん、看護教育もこのような系統的システムの中で看護教育課程が組まれています。みなさんたちが所属している学校のDPをご覧になってみてください。卒業するまでに、どのような知識や技術、そして態度が身に付いた看護師になってほしいか、そのために学ぶ内容をどう構成し提供しようとしているか（カリキュラム・ポリシー：CP）、その学びができるためにどういう高校生に入学してほしいか（アドミッション・ポリシー：AP）が、学校独自に明確化されていることでしょう。

　日本看護系大学協議会（2018）が示す『看護学士課程におけるコアコンピテンシーと卒業時到達目標』というものがあります（図1）。特にこれからの看護教育においては、看護師の資格を持っているだけではなく、将来を切り拓くことのできる看護職を育成するという高い目標設定が組まれています。その中をみてみると、Ⅰ．対象となる人を全人的に捉える基本能力、Ⅱ．ヒューマンケアの基本に関する実践能力、Ⅲ．根拠に基づき看護を計画的に実践する能力、Ⅳ．特定の健康課題に対応する実践能力、Ⅴ．多様なケア環境とチーム体制に関する実践能力、Ⅵ．専門職として研鑽し続ける基本能力、これらを身につけるための目標が示されています。社会がこれだけ看護職に対する期待が高いということ、そしてそれに応えていくために、今だけでなくこれからも、そして一生かけて研鑽し続けていくことが、看護職に要求されています。

　例えば、患者さんに清拭（身体を拭く）という援助を提供するとします。この援助は、訓練を受ければ誰でもできてしまう援助にみえるかもしれません。はたして看護師の行う援助とどこが違うでしょうか。看護師の提供する援助は、単なる技術（テクニック）だけではないのです。そこには人間がいるということです。看護師であれば、その人を知り理解し、コミュニケーションを通じて信頼関係を築きます。そしてその現状をアセスメント（分析）しながら、根拠をもとに技術（アート）としての看護を提供します。それは技能としての職人技とも言えます。加えてそこにあるのは看護師としての倫理観、そして援助

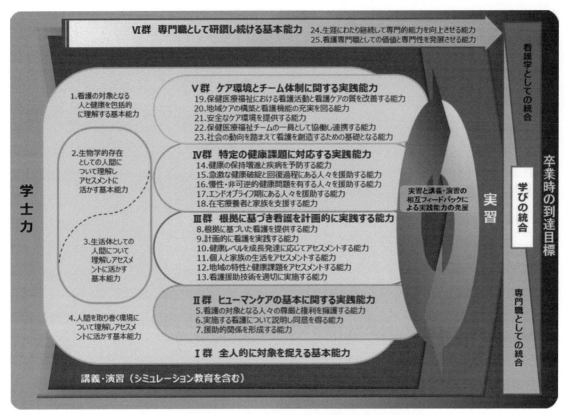

図1　コアコンピテンシーに基づく看護学士課程教育の構造
（一般社団法人　日本看護系大学協議会資料より抜粋）

を提供する責任も伴います。看護を実践するという意味はそこにあり、だから専門職なのです。それだけの覚悟が看護には必要です。そのようにして看護を学び進める過程に、専門職として人に提供できる援助があり、同時に自己の成長と発達していく自分の姿が描き出されていきます。看護を学ぶということは、自己成長というキャリアを積むことであり、またこの職業を選んだことが、自分の人生に大きな意味をもたらしてくれることを実感していくことができるでしょう。

4. 本書の目的

　本書は、看護を学ぶ第一歩、看護学生としてまず知っておかなければいけない、これから看護を実践する上で必要なスキルについて掲載しています。看護は、目の前にいる患者さんに優しく思いやりをもって接し、技術をもって看護ケアを実践できることはもちろん必要です。それ以上に、職業観や倫理観を身につけ、人々の健康と暮らしを守り社会に貢

献できる職業人になることも必要です。保健師助産師看護師法第5条には、「看護師とは厚生労働大臣の免許を受けて、傷病者若しくはじょく婦に対する療養上の世話又は診療の補助を行うことを業とする者をいう」と明記されています。それは看護師の資格を持つ人だけが独占的に行える業務（業務独占）であり、さらに2007年には、この仕事を専門的に提供できる者のみ看護師を名乗れるという名称独占も加わりました。つまり、看護師でなければできない"ひと"に対するケアがあるのです。これをV. ヘンダーソン（1960／2022）は、「看護師の独自の機能」と言っています。つまり看護の知識や技術は、専門的に身につける必要があるということです。他にも他職種と協働する力、看護を推進していく力、そして看護師としての心構え（看護観）があり倫理観をもって行動できることが必要です。看護を学ぶということは、看護師としての自分自身の立ち振る舞いに、看護に向かう姿勢や態度に、さらにもっというと、自分の職業観や人生観にも表れてくる、そんな職業だと思います。それをプロフェッショナルと言うのではないでしょうか。

　このような看護へ、みなさんを誘うためにも、基本的な看護師として必要なスキルをまず学んでほしいと思います。看護の学習方法、レポートを書くこと、文献を探し調べること。仲間と協働し、他者とディベートすること、プレゼンテーションできることなどなど。卒業時までには、看護の発展に寄与できるよう看護を研究し、そして看護を創造し発展させていけるような基礎的な能力が備わるように、そのような知の基盤について掲載しました。これまでこれらの内容は、一般書や看護教員の経験から教えられてきたと思いますが、それに関する一貫した書籍があまりありませんでした。今回、看護教育として重要だと思う内容を洗い出しながらまとめてみました。どれも看護を遂行していく上の基本的で大切なことばかりです。本書は、主として1年生を対象にその内容が組み立てられています。しかし、学年が進むにつれて、この内容を応用し発展させていってほしいと思っています。そういう意味では、看護学生のすべての学年で使うことができると考えています。本書は、看護学を学びながら、また臨地実習を進めながら使っていけるテキストであると考えています。

5. 看護師を目指す将来のあなたへ

　さて、これから学んでいけるかどうか不安になっているかもしれません。「ずいぶんいろいろなことを学ばなければいけないのだな」と、そんな重圧に耐えられるか不安になったかもしれません。しかし心配はいりません。同じ志を目指す仲間があなたの周りにたく

さんいますし、現にあなたたちの先輩も、これらを学びつつ立派に看護師として働いています。少しずつ進んでいったらいいのです。

　私たちは、これらの学びにみなさんと共に関わろうと思っています。しかしながら、私たち教員の立場は、これまで高等学校までの生徒と先生との関係とは少し違うと思って下さい。高等学校の先生は、みなさんたちに勉強や様々な人生の生き方を教えてくれたと思います。しかし私たち教員は、基本的にみなさんに教えるということはしないと思います。つまり学ぶ主体はあくまでもみなさんたちであるということなのです。看護をするところには、必ずその目的（例えば、患者さんが安楽に過ごしていけるというような）があります。しかしその方法や手段は、対象者がどういう人で、どんな思いを持っている人なのかによっても変わっていきます。そう考えると看護には正解や答えがないのです。授業で看護の知識や技術は学びますが、つまるところ看護とは、患者さんと接しそこで信頼関係を結びながら、学んできた知識と技術を持ちつつ、相手に耳を傾けて感じつつ応答して、はじめて看護実践の答えが見えてくるものなのです。つまりどのように看護を提供するかの答えは、患者さんのみが知っているとも言えます。だから私たちは、そういった看護の心を育むことができるように、看護についてみなさんと一緒に考えていこうと思っています。私たちの立場はむしろ、少し先を知っている先輩として、みなさんたちの足元を照らし、看護へ向かう歩みを助けようと思っています。「将来のあなたの看護」を描いていけるように、私たちと一緒に看護を学んでいきましょう。

文献

厚生労働省．（2022）．保健師助産師看護師法（昭和23年公布、改正令和4年6月）．e-Gov法令．
　　https://elaws.e-gov.go.jp/document?lawid=323AC0000000203_20220617_504AC0000000068．（2023.11.26閲覧）

久米龍子，久米和興．（2012）．看護師の専門性に関する一考察．豊橋創造大学紀要，16，p.79-92.

一般社団法人日本看護系大学協議会．（2018）．看護学士課程教育におけるコアコンピテンシーと卒業時到達目標，
　　https://www.janpu.or.jp/file/corecompetency.pdf（2023.1.16閲覧）．

氏家幸子．（2004）．看護基礎論，医学書院，84.

Virginiaヘンダーソン．（1960）．看護の基本となるもの（再新装版）．湯槇ます，小玉香津子訳（2022），日本看護協会出版会，14.

第2章

授業の受け方・ノートの取り方・試験

1. 学生になる、学生として学べているとは

　高校生までは「生徒」と言われていました。しかしこれからは「学生」と呼ばれます。この違いは何でしょう。実は「生徒」の「徒」にはルールという意味があります。つまりある程度規定に従って生かすことを求められています。「学生」は「学び生かすこと」「学び方を学ぶ人」なのです。学生と呼ばれる人達は解き方が学びの中心ではなく、明らかになっていなかったり、この状況に最も適切なことを選択したり、決断するのに迫っていくための探り方を学んでいきます。医療は日々変化しますし、患者一人ひとりに合う看護はマニュアル通りにはいきません。例えば、自然災害や感染症のように突発的に経験したことのない中での看護は、やりながら考えて進めていかなくてはいけないことも多いです。「結局どうしたらいいの？」ではまだ生徒です。「こういうことから考えると、現時点ではこれが最も有効ではないか？」「この状況からすると次はこうなることが予想されるのでこの準備をしておいた方がいい」と、多くの視点から結論を導き出せるのが学生なのです。授業の内容を自分の考えにつなげているか、別な発想がないか、疑問や課題はないか（鵜呑みにしていないか）、いろいろ意見を聞いて視野を広げているか、こうした学び方ができるのが学生なのです。

　これは最終的には「意見を述べられる」ということになります。「君はどう思う？」と言われて「特にありません」「えっと、よくわかりません」なら学べなかったということです。いずれ実習等で接する患者や利用者は、例えばがんなら「いわゆるがんとは…」ということを聞きたいのではありません。自分のがんについて聞きたいのです。自分の性格、家族状況、大事にしたいことから考えて、どんな看護（援助）を受けたらいいか考えて選択して、納得した人生を送りたいのです。これはAI（Artificial Intelligence：人工知能）では出せません。なぜなら同じ人生は一つもないからです。だから自分の頭できちんと考え、相手とやり取りし、言葉に限らない様々なメッセージも受け取りながら考えて行

動できなければならないのです。

　では「意見」と「意見でないもの」とはどう違うのでしょうか。ときどき意見として正しいことをいうことだと勘違いする人がいます。この勘違いをしている人の意見は、自分の意見を上げた後に「有名な○○（研究者）がこう言っているから」と、やたらたくさんの著名人の言葉を上げ連ねて終わり、というものです。それは各研究者の意見であってあなたの意見ではありません。ここには「で、あなたはどう思うの？」というあなたの考えがありません。また事実や課題は山ほど上がっているのに「じゃあ、あなたはどうしたらいいと思うの？」という対策がありません。例えば「日本はがんで死亡する人が最も多い。だからみんな検診を受けることが必要だ。がんによる死亡が多いことは厚生労働省の統計にも出ていて、専門家は命を落とさないためには早期発見として検診を推奨すると言っている。だから私も検診を受けることが必要だと思う」と聞いて、あなたはどう思いますか？「検診が大事なのは知ってるよ」「なんで大事な検診受けないの？」「私もなかなか行こうとは思わない」でしょうか。そして「で、結局どうしたらいいって思ってるの？」と訊くのではないでしょうか。あなたが何を考えてどう対処すべきか言わないからツッコミたくなるのです。意見には「課題」→「事実（課題の裏付け）」または「事実」→「課題」→「自分の考え」→「対策（提案）」が揃っていることが必要なのです。これが揃うと「意見」になります。

2. 授業の受け方

(1) 授業時間

　1時間 = 45分、1講（時限、コマ）= 90分（2時間）

　1時間は60分ですね。でも多くの学校の「授業でいう1時間は45分」と15分短いのです（看護学校によっては1時間60分としている学校やそれ以外の時間を設定している場合もあるので確認しましょう）。

　時間割でいう1枠を1講（『1時限』とか『1コマ』ということもあります）といい、1講の授業時間は2時間分（90分）連続で行っていることが多いです。90分授業は慣れないうちは長くて疲れそうですね。1講の授業を受けると出席時間は2時間、全部で15回（15講）ある科目を受けると30時間出席したことになります。

　Q. 90分授業に慣れるには？

　A. 例えば下記の方法があります。

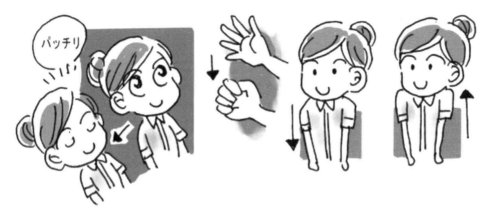

集中力アップストレッチ

・前の席に座ります。他の人やいろいろな物が目に入ると脳は疲れがち、席が自由なら前の方が集中力を保ちやすいです。
・15分ごとにちょっとストレッチしてみましょう。人の集中力は15分という人もいます。だからテレビはだいたい15分毎にCMが入ります。少し肩を上げてストンと落としたり、手をグッパーしたり、ぎゅっと目をつぶってパッと開いたりして、目立たないように体をほぐしてみましょう。慣れてきたら『今の15分は○○の話だったな』と授業の流れの確認するのも次に聴く内容の準備ができてお勧めです。

(2) 単位

　単位とは学修に要する時間を表す基準で、授業の特徴により1単位あたりに必要な履修時間は異なります。講義は講師による講話を中心とした授業、演習は、例えば患者役や看護師役になって技術を習得したり、ある事例に対してグループワークや討論をしながらどんな看護を具体的に提供するか検討したりする授業、実習は実際に病院や施設など看護が提供される場で指導者の指導を受けながら患者や利用者に看護提供をしながら学ぶ授業です。授業方法による単位あたりの履修時間は下記の通りです

　1）1時間＝45分（1講＝2時間授業）の場合
・講義：1単位＝15時間（8講）
・演習：1単位＝30時間（15講）
・実習：1単位＝45時間（例8：30〜16：15まで／日×5日間、60分間の休憩を除く）

　例えば、午前8：30〜12：30、午後13：30〜16：15の実習の場合、午前は4時間だから4時間×60分＝240分、午後は2時間45分だから2×60分＋45分＝165分、午前と午後を合わせると240分＋165分＝405分になりますね。1時間＝45分のため、履

修した授業時間は 405 分 ÷ 45 分 = 9 時間で、1 日 9 時間実習したことになります。1 日
9 時間の実習に 5 日間出席すると 9 時間 × 5 日間 = 45 時間となり、実習 1 単位分を履修
したことになります。1 単位の実習なら 1 週間、3 単位の実習なら 3 週間実習先で履修し
ます。

　2）1 時間 = 60 分（1 講 = 1 時間授業）の場合
・講義：1 単位 = 15 時間（15 講）
・演習：1 単位 = 30 時間（30 講）
・実習：1 単位 = 40 時間（例 8：30 ～ 16：30 まで／日 × 5 日間、60 分間の休憩を除く）
　Q．1 単位取得に 15、30、45 時間と履修時間が異なるのはなぜ？
　A．ここまで読んで、ちょっとずるがしこい（？）あなたは『講義と示してある科目
を受ければ授業時間が少ない = 試験範囲が狭い → 同じ 1 単位でも楽に取れる科目ってこ
と！？』などと思っていないでしょうか。実はこれ、どれだけその場にいないと学べない
かで違っているのです。病院実習を想定してみましょう。病院実習は患者がいる前で患者
を観察し、その場で状況を判断して、必要な援助をしないといけないですね。つまり現場
にいないと学べないことが多いのです。だから同じ 1 単位分を学ぶのに最も長い出席時
間を求められます。一方、講義は授業で聴いたことをもとにさらに図書館で調べたり、他
の視点で主張している学者はいたりしないだろうか、自分はこんな反論があるけど、それ
は間違っているのか、そういう見方を支持する人もあるのか、と授業外の時間に独自に学
べる割合が多いのです。だから「○○について調べレポートして下さい」とか「△△につ
いてあなたの考えをまとめなさい」といった課題もよく出ます。課外学習が多いのが特徴
です。その中間にあるのが演習（学内だけど英語で会話実践したり、モデル人形で看護技
術を学んだり、講義と実践の間の科目）に多いです。だから必要履修時間は講義と実習の
間というわけです。
　こう考えると、講義から実習までは学び方や履修する場が異なるだけで、学ぶのに費や
す時間にはあまり差がないといえます。

(3) 要件
　1）卒業要件
　学校を卒業するには何単位取る必要があるかということを示したものです。単位制は何
科目取得したかではないのです。これは 1 科目 1 単位のこともあれば 2 単位のこともあ
ります。また科目には必修科目と選択科目があります。
　必修科目：これは必ず取得しないと卒業要件単位数を満たしても卒業が認められませ

ん。必ず合格しないといけない科目です。看護を学ぶ学校では体や心、病気、治療、看護とたくさんのことを学ばないといけないし、国家試験に合格する必要もあるので、必修科目が多い傾向にあります。

選択科目：これは自分が学びたい科目を選んで学びます。選択科目から「○単位以上取得すること」とか「この分野に分類されている科目から少なくとも○単位以上取得すること」といった決まりがある場合があるから要注意です。あと「選択必修」という紛らわしい科目が設定されていることがあります。これは選択科目なのですが、そのうちここに「記載されている○科目から必ず○科目は選択すること」と選択の中でもどれかは選んで学ばないといけない科目がある場合が該当します。

2）履修要件

さて、卒業要件の単位取得には、在学年限の間に自分の好きな順番で学べばいいかというとそうではない科目もあります。例えば小児科の実習に行くとします。でも子どもの体の特徴や病気や必要な看護技術に関する科目が不合格のままの学生が実習に来たとします。あなたがその子のお父さんやお母さんだったらその看護学生に受け持ってもらいたいと思いますか？　危なくて自分の子どもを任せられませんよね。そんなことがないよう、この科目を履修するためには関連する科目の単位を取得していないと履修できない科目があるのです。特に実習は看護対象者の安全を守るために履修要件を設定していることが多いです。履修要件として必要な科目は、その都度単位を確実に取得しておくことです。

履修要件の例

科目	学年	履修要件（以下の科目が取得済み）			
基礎看護学実習	2年生	1年生の全ての必修科目			
成人看護学実習	3〜4年生	2年生までの全ての必修科目		成人看護過程論	エンドオブライフケア論
看護統合実習	4年生	成人看護学実習	老年看護学実習	小児看護学実習	母性看護学実習
		在宅看護論実習	精神看護学実習	在宅看護論実習	

3. ノートの取り方

「学生」のところで分かったと思いますが、学生と呼ばれる学校では「ああして、こうして、こうしたらほら解けるよ」とは教えてくれません。「ああして、こうして、こうしたら」の部分を導き出すことを学んでいるからです。いろんな教員がいるのはそれぞれの学び方のスタイルが出ているからです。

中でも授業を理解するのが難しいのが「教科書は指定されているけど、それに沿って進んでいない」「板書がないかあっても単語が書かれるだけ」という授業スタイルの授業を受ける時でしょうか。『もう、結局に何言いたいのかまとめた資料でも配ってくれたらいいのに』と言いたい気持ちはよく分かります。でも実習先で患者さんと関わった時、患者さんは「私の気がかりは○○です。それが気になるのは△△だからだと思うのです。だからあなた××して下さい」などと、理路整然と言って下さるでしょうか。実際はこんな感じです。「うちの孫はなぁ、ああしてこうしてこんなだったんじゃ」「昔は○○だったのに、今は△△だねぇ。時代は変わったねぇ。あんたもそう思わないかい？」ナースステーションに戻って「はぁ、また孫の話で終わってしまった…（がっくし）」とつぶやくあなたがいるのでしょうか。

　ノートは授業で言われたことや板書された内容をそのまま写せることではありません。要点をまとめ、後でノートを読んだ時に授業のストーリーを思い起こせることが重要です。そのため、授業中は話のキーワードや前後関係を書きとめます。例えば、教員がある内容の理由としてテキスト内の箇所を述べていた場合です。該当のテキスト箇所を○で囲みＡと付しておきます。ノートには「…したのはなぜ？ → Ⓐ」と記しておきます。テキストと併用でノートを見る人はこのままでも後ほど授業の流れを思い起こすことができます。ノートにまとめて今後はノート中心で見られるようにしたい人は、Ⓐに必要なおおよそのスペースを空けておき、後で該当箇所を文言で記せるようにしておいたら良いでしょう。

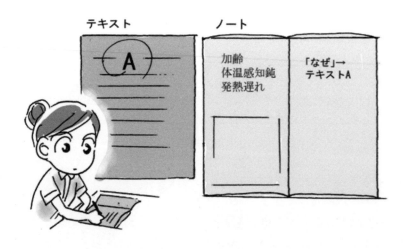

4. 試験について

(1) 試験対策

　試験は 90 分 × 8 講または 90 分 × 15 講分の科目終了ごとの実施が多いです。中には授業中に小テストや中間試験を行ってくれる教員もありますが、概ね長時間＝膨大な量の授業を試験するため、一夜漬けはとうてい効きません。出題も暗記より論述で求められることも多いです。中には資料持ち込み可という試験に戸惑うことがあるかもしれません。これは「カンニング可」と思う人がいるかもしれませんが、そうではありません。暗記を求めていないので、手元の資料から問題に対してどう論述するかを試されているのです。前出の「意見」の組み立てです。学んだことから制限時数内で述べるために検討し、構成を考え、主張に対して説得力を持たせるエピソードや事例を交えるという戦法です。試験前には「○○についてあなたの意見を述べよ」準備がいっぱい必要ですね。試験中にどこに書いてあったか探すだけで時間を費やさないよう、持参ノート類のどこに何が書いてあったか、思い浮かべられる準備も大事です。

(2) 評価

　試験の評価には絶対評価と相対評価があります。また近年はこの絶対評価や相対評価に加えて GPA（Grade Point Average：科目成績平均値）評価が記載されることが多くなりました。それぞれの違いは下記の通りです。

1）絶対評価

　得点に準じて評価付けされる評価方法です。課題や試験に対して何点（何割できたか）で評価付けされます。例えば S 評価は 90 点以上と定めてあれば、90 点以上であれば全員 S 評価となります。逆に平均点が低ければ S 評価は該当者なしということもあり、試験の難易度によって成績が左右されるという利点と欠点を含んでいます。

　成績評価区分の例は「S（90 点以上）」「A（80 ～ 89 点）」「B（70 ～ 79 点）」「C（60 ～ 69 点）」「D（59 点以下）」と示され、D は不認定です。再試験をする科目では、この再試験でも 60 点以上取得できなければ不認定となります。学校ごとに成績段階の名称は異なり、『A ～ E』のアルファベットの場合もあれば、数字や『秀、優、良、可、不可』のような漢字の場合もあります。段階数も 5 段階評価や 6 段階評価など様々です。

　不認定の場合、次年度試験を受ければいいのではなく、授業も出て履修し直してから受験しなければなりません。不認定科目が多いと次年度開講科目の履修に影響が出てしまい

成績評価区分の例

合否	評　定			
認定	S	A＋	秀	A
	A	A	優	
	B	B	良	B
	C	C	可	C
不認定	D	D	不可	D

留年となる場合もありますから、学年の年次開講科目はその年次に必ず合格するよう頑張りましょう。特に看護を学ぶ課程は必修科目も多いので真面目にコツコツ取り組むことが肝心です。

　また絶対評価の場合、試験は誰かを蹴落として上位にいることは重要ではありません。1人で黙々とやって他者を出し抜こうと思うより、他者と意見を交わし切磋琢磨して論述力を高めた方が出題に対しても対策にもなるし、好成績にもつながります。

　2）相対評価

　個人の能力や成績を集団内の他者と比較し、相対的な位置づけを示す評価方法で、集団の中での自分の位置が示されます。あらかじめ評価ランクの人数割合を決めておき、成績順に評価付けられます。例えば、S評価5人、A評価10人、B評価25人、C評価10人と決められていた場合、自分が上から20番目の成績であればB評価となります。相対評価は、バランスよく評価を分布できることから従来はよく使われてきました。自分が所属しているクラスの上の方とか、真ん中、下の方といった集団内の位置を知るのに有効です。しかし、相対評価は所属集団全体の質に左右されます。例えばある年のS評価5人と別の年のS評価5人に同じ課題をさせた時の解答状況が変わるということがあります。逆に集団の質が高まっても一定割合で必ず成績下位とされてしまいます。また、個人の取り組みの変化や成長を評価しにくいという点もあります。ある科目（課題）に対して得点率が良くなっても上からの順位が同じであれば成績が変化しないからです。近年では実力を公正に評価する絶対評価が注目されています。

　3）GPA（Grade Point Average：科目成績平均値）

　成績には、先に述べた絶対評価や相対評価に加え、GPA（Grade Point Average：科目成績平均値）が記載されることが多くなりました。これは成績評価指標の一つですが、認定科目だけでなく不認定科目や受講を途中でやめた科目についても成績評価の対象となります。したがって、学習の到達度だけでなく学習意欲も反映されます。

　また、段階評価だけでは分かりにくい履修状況（成果）も明らかになります。例えば、

10科目の授業を受けた下記2名の学生がいたとします。学生Aと学生Bではどちらが優秀でしょうか。

科目認定と成績		成績別科目数	
		学生 A	学生 B
認定	S（90～100点）	0	3
	A（80～89点）	2	1
	B（70～79点）	3	1
	C（60～69点）	5	4
不認定	D（60点未満）	0	1

　卒業要件には一定の単位数が必要ですから、認定科目数に着目すると学生Aは10科目、学生Bは9科目ですから、学生Aの方が優秀ということになります。しかしS〜Cの評価段階に着目すると、学生AはB評価やC評価が多く、学生BはS評価とC評価に分かれる傾向があります。「履修状況はどちらの学生の方が良いのか？」と問われると迷いますね。

　これを見える化するのがGPAです。成績の評価段階を数値化することで比較が可能になります。GPAの算出は以下で求めます。

$$\frac{（各科目の単位数×得点）の合計}{算出対象科目（履修登録科目）単位数の合計}$$

　算出対象科目は、下記では履修登録科目と示していますが、学校により、必修科目のみだったり実習科目を除いたりしている場合や単位数ではなく科目数で算出している場合があります。

　同様にGPAで用いる成績（得点）もいろいろですが、以下に一例を紹介します。

　成績評価段階別の得点を、S＝4点、A＝3点、B＝2点、C＝1点、D＝0点とした場合のGPAの算出方法は下記となります。

$$\frac{（『S』の単位数×4）＋（『A』の単位数×3）＋（『B』の単位数×2）＋（『C』の単位数×1）}{算出対象科目（履修登録科目）単位数の合計}$$

　先の学生Aと学生Bの成績からGPAを算出してみましょう。科目によって単位数が異なりますが、ここではシンプルに1科目＝1単位とします。分母の算出対象科目の単位数合計は10となります。

$$\cdot \text{GPA（学生 A）} = \{(0 \times 4) + (2 \times 3) + (3 \times 3) + (5 \times 1)\} \div 10 = 2$$
$$\cdot \text{GPA（学生 B）} = \{(3 \times 4) + (1 \times 3) + (1 \times 3) + (4 \times 1)\} \div 10 = 2.2$$

　上記のGPAの値から、不認定科目があった学生Bの方が履修状況は良かったということが分かります。つまり学生Aは科目認定されているものの理解の程度が不十分な傾向にあるので、この後履修した科目の応用科目が続くとついて行きにくくなる恐れがあります。学生Bは力がないわけではないので、科目の好き嫌いや学習バランスを調整することで不認定科目を出さない履修につなげられる可能性があります。

　また、GPAの母数は「算出対象科目」ですから、全ての科目を母数にして算出することもできます。必修科目と選択科目で算出してどちらが得意か、基礎分野と専門分野とではどちらをより復習する必要があるか、のように自身の履修傾向から課題を見いだして自己学習計画に活かすこともできます。

　GPAは評価段階数や評価段階ごとの得点により値が変動するので、何点以上が優秀という判断は難しいですが、「1年次と2年次では2年次の方が成績は上がってきた」といった変化を知る指標の一つとして活用できます。「D判定（不認定）科目がなかったから大丈夫」と思っていたら「なぜか実習に行くようになって毎日見つかる課題についていけない」なんてことにならないよう、GPAの変化をもとに学習方針を修正したり、さらなる高みへと目標修正したりしていきましょう。

第3章

図書館の使い方・文献検索の方法

1. 図書館ってどんな場所？

　皆さんは、小学校・中学校・高等学校で図書館を利用したことはありますか？　本が好きで図書館にいつも借りに行っていた人もいるかもしれません。その一方で、夏休みの課題として読書感想文の宿題が出た時、慌てて本を借りに行くという状況で図書館を利用した方もいるかもしれません。そういう時は、宿題をやるために本を借りるという目的で図書館に行っているので、ゆっくり図書館を見るということはできなかったと思います。この章では、はじめに、図書館についての説明をします。

　図書館は、設立主体によって大きく分類すると、公共図書館、学校図書館、大学図書館、専門図書館、国立図書館の5つに分けられます。また、その他の施設に設置される図書館もあります。公共図書館は、法律上「社会教育のための機関」として位置付けられ、「一般公衆」を対象に、一般公開されている社会教育施設です。そして、公立図書館と私立図書館からなり、公立図書館は、地方公共団体の設置する図書館で、図書館の中では最も親しまれ、社会教育施設の中でも利用度が高いです。

　他方、学校図書館は学校、大学図書館は大学、専門図書館は企業や団体が設置し、設置主体の目的を実現するために必要な資料を収集してサービスを行い、主に、設置機関に所属する人々、すなわち、学校図書館では教員と児童・生徒、大学図書館では教員と学生、専門図書館では設置機関の会員や職員が利用しています。しかし、最近では、一般公開する大学図書館や専門図書館が増え、この本の筆者らの大学図書館も一般公開されています。これらの図書館は、社会教育機関ではありませんが、社会教育を支援する役割を果たしています。国立国会図書館は、すべての国民をサービス対象とするとともに、全国の各種の図書館を支援する役割を持っていますので、一定の社会教育的役割を果たしています。

　次に図書館の専門的職員の資格としては、図書館法で公共図書館の専門的職員として司

書・司書補が定められています。この司書・司書補の方は、図書館のカウンターの中にいて、本のことを聞くと的確なアドバイスをしてくれます。

2. 大学図書館へ行こう

　皆さんが学校生活を送るうえで、必ず図書館は縁の下の力持ち的な存在になります。図書館と仲良くなるのが、自分を成長させる第一歩と言っても過言ではありません。ここでは、大学図書館の活用方法についてお話しします。看護系の学校には該当しない内容もありますが、大学図書館はだれでも利用できますので、ぜひ読んでいただければと思います。

　まず、皆さんの時間割を見てください。例えば大学の場合は、高等学校時代のようにびっしりと時間割が組まれていることはなく、空きコマがあるのではないでしょうか。また、日によっては、半日授業がない日もあるかもしれませんね。それが大学特有の時間割なのです。では、その空いた時間をどう過ごすのかということになります。おすすめは大学図書館の利用です。

　図書館は本を読む場所と思っているかもしれませんが、実際は映画を見ることもできますし、寝ること（うたた寝程度ですが）もできますし、皆さんの想像以上に自由に過ごせる空間なのです。また、学校によってはPC（Personal Computer）を図書館に設置しているところもありますし、学習できる自習スペースなどが設置されています。自習スペースでは隣の方との仕切りがついており、パーソナルスペースが確保されていたり、ノートパソコンの持ち込みが可能であったりと環境が整っていると思います。もちろん冷暖房完備ですので、快適な空間と言えます。そして、基本静かにしていれば、自由に時間をつぶすことができる場所なのです。まずは、そのような活用方法もあるということを知って頂きたいと思いました。

　次に、学習する場所としての活用をお勧めします。今どきの学生の勉強場所は、カフェやファミレス、フードコートなどの利用が多く、お店によっては、長時間の利用をお断りしているところもあるようです。なぜ、そのようなところで学習するのか、筆者らの世代ではあまり理解ができませんが、学生に聞いたところ、「騒がし過ぎず静か過ぎず、適度な音で店内が満たされていること」、「自宅では誘惑が多いが、カフェでは誘惑がないこと」と言っていました。ちなみに誘惑とは何かを聞いたところ、寝ること・食べることが自由にできることらしいです。皆さんもそのように思いますか？

カフェなどで学習することを否定はしません。しかし、カフェはお金がかかりますし、時間も気にしなければいけませんよね。その点、大学図書館ならば、開館時間が長く、朝は 9 時から夜は 20 時または 21 時まで使用できるが施設が多いと思います。また、土日は平日に比べ開館時間は短くなりますが、開館している施設が多いです。館内は飲食厳禁ですが、図書館の入り口前やホールなどに飲食ができる場所が設置されています。無料であり、トイレも完備していますし、なんだか使い勝手がいいと思いませんか。唯一の難点があるとすれば、適度な音で満たされているという点については、真逆であり静かな雰囲気ということです。しかし、誘惑がないという点についてはクリアできていると思います。そして、学習しているとわからないことが出てくることがあるかもしれないですよね。そんな時、参考になる本が図書館にはすぐにあるということが最大の利点です。また、適度に人の目があるということも誘惑に負けない要因になると思います。図書館に来ている人はそれぞれが目的を持っています。調べ物をしている学生やテスト勉強をしている学生、課題をやっている学生などが大半です。そのような学生からの影響を受け、自分もやらなければいけないという気持ちが自然に高まってきます。そして、この静かな環境が集中力を高め、効率の良い学習へとつながります。

　最後に、大学図書館に置かれている蔵書についてです。専門書ばかりが置かれているイメージを持っているかもしれませんが、雑誌や小説など、一般的な読みやすい書籍もたくさん置かれています。世間一般的に話題となっている書籍はほとんどの大学にあります。

　学校の授業は 90 分（もしくは 60 分）のところが多いと思います。特に大学となると、時間割が密に組まれているわけではないので、空きコマもできます。その空きコマをいかに活用するかが、学校生活の中では重要です。ぜひ、空きコマを活用し、大学図書館に行ってみてください。

3. 必要な文献の探し方

　看護系の学校では、レポートを書く課題が非常に多いです。そして、そのレポートの内容そのものが評価され、単位修得となる科目もあります。そうなるとレポートの正しい書き方を身に付けなければ、単位修得が難しい状況になってしまいます。そのため、本書でも「レポートの書き方」の章が設けられています。レポートでは、自分の考えをただ述べるのではなく、引用文献を使って書くことを求められます。引用文献を使う理由は、「間違いのない事実」＝「揺らがない土台」となって、自身の主張を強固にするためのものな

のです。そこで、ここでは「レポートなどに必要な文献の探し方」について図示します。

大学図書館での一般的な資料の探し方

いろいろな書籍があります

図書を探す

↓

OPAC（蔵書検索）で検索

ある　　　　ない

貸出手続き・　　図書館購入希望
閲覧・コピー ←　を申し込む

入手困難

↓

相互利用（複写・貸借・閲覧）を申し込む ←

看護研究に必要です

雑誌・紀要などから論文を探す

↓

オンラインデータベースで検索「CiNii」，
「医中誌」などで、Web 上で閲覧可能か確認

↓

見たい論文が Web 上に

ない　　　　ある

見たい資料が図書館に　　閲覧・プリントアウト・
　　　　　　　　　　　　USB 等に保存可

ない　　　　ある

　　　　　　閲覧・コピー

在学生・卒業生に対して、大学図書館では様々なサービスを受けることができます。カウンター職員の方にお聞きするか、各大学図書館のWebを開いてください。以下の内容のサービスを受けることができます。

　・図書・雑誌の探し方
　・蔵書検索のしかた
　・参考図書の使い方
　・CD-ROMの使い方
　・学外の資料調査
　・相互貸借、文献複写申込み　　など

　学校によっては、入学時に図書館利用のガイダンス、文献の探し方講習会、卒業論文ための文献の探し方など、図書館の方がさまざまなレクチャーをしてくれます。このサービスを活用しない手はありません。図書館のカウンターの方はこの道のプロです。学生の皆さんに対するサポート体制は万全ですので、安心して図書館を利用してください。

　また、大学図書館は館内の資料を閲覧される方でしたらどなたでも利用できます。大学によっては、館内の資料を利用しない自習等、座席・パソコンのみの利用はできない大学もありますし、大学の試験期間中などは、利用を制限している大学図書館もあります。なお、高校生以下・予備校生・小さいお子様連れの方はご遠慮くださいと規制されている大学もありますので、来館する前にはその大学のホームページを確認することをお勧めします。

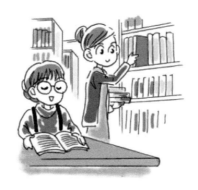

4. 道内「大学図書館相互利用サービス」について

　このサービスは北海道内の大学図書館間の相互協力をさらに推進し、教育・研究活動の発展に貢献することを目指すものです。学外者の利用登録を行う必要はありますが、図書館間の相互貸借によらず、学生証・身分証明書等の提示だけで他大学学生・教職員に直接閲覧、複写、貸出のサービスを実施します。

　図書館を利用する際には、カウンターにて手続きをしなくてはいけませんが、顔写真付きの身分証明書（免許証・学生証等）があれば大丈夫です。大学によって若干の違いはあると思いますので、確認してから利用してください。

　最後に学生生活を有意義に過ごすためには、ぜひ大学図書館を利用してください。そのためには、課題が出た時に慌てて図書館に走って行くよりは、空いている時間に図書館の探検から始めてみましょう。自分にとって居心地のいい場所がきっと見つかると思います。まずは大学図書館と「お近づき」になることから始めてみませんか。

【文献】

文部科学省．学校図書館の活用高度化に向けた視点と取組等．2023.12.7 閲覧，
　https://www.mext.go.jp/a_menu/shotou/dokusho/meeting/08092920/1282751.htm.
田中共子．（2003）．図書館へ行こう．岩波ジュニア新書.
薬袋秀樹．日本生涯教育学会，生涯学習研究 e 辞典，2023.12.8 閲覧，
　http://ejiten.javea.or.jp/content872b.html?c=TWpZek1UTTE%3D.

第4章

文章の読み方・まとめ方

1. 文章の読み方

　論理的に考えて書くためには、論理的に書かれたものを「読むこと」がとても良い学習になります。どのような題名や見出しをつけて構成しているか、文章の論理的なつながりを示す接続詞をいかに用いているか、筆者の論理構造を読み解くことに学ぶべき点は多くあります。

(1) 読書の種類

　高校までは必ず教科書が授業で使われ、その教科書の内容に沿って授業が進められてきました。算数（数学）、国語、英語…と、教科書に書かれている内容は、その学ぶ内容によって異なります。高校までは教科書を読む＝勉強と直結していることが多かったと思います。また、読書というと夏休みなどの課題図書を読み、読書感想文を書くという宿題を行うための必要な行為に過ぎなかった人もいると思います。しかし、看護を学ぶ上で読書は非常に重要なことであり、それは看護を行うための必要な知識を得るために専門的な書籍を読むということだけに限りません。看護職はさまざまな年齢、人生経験をした方とコミュニケーションをとりながら看護を行うので、看護に関する知識だけでなく、一般的な教養も必要になります。また病める人の思いに寄り添える感性も必要になります。この教養や感性を磨く一つの方法として、読書は重要な役割を果たします。

　読書には大きく分けて3つの方法があります。その3つとは、1）鑑賞、2）速読、3）批判的読解です。

1）鑑賞

　楽しみとして書籍を読むことです。楽しみといっても娯楽的な雑誌や書籍を読むことだけに限らず、文学の中に人生の教訓や生きるヒントを探す人や、哲学書や歴史書の中から物事をより深く探求する人もいます。このように鑑賞はその人の人生を豊かにするもので

はありますが、その方法だけではレポートは書けません。鑑賞以外に速読や批判的読解の方法を身につける必要があります。

2）速読

通覧速読といわれることもあり、あるテーマに関して、重要な著書や論文、その他資料にざっと目を通して通覧することです。この方法は、書籍を読む時に書かれている内容を大まかに把握する時などにも使われますが、レポートを作成するときや、看護研究をするときの文献検討などでもよく使われる方法です。ひとつの著書や論文に時間をかけずに概要だけを把握し、多くの著書や論文に目を通して、必要な情報を系統的に拾い読み、そのテーマに関連した情報を整理するのに適した方法です。以下の手順で行うと良いでしょう。

---

① テーマに関係する文献をオンラインデータベースで検索し、重要と思われる文献をリストアップします。
② それらの文献の、タイトル、目次、序論や結論、解説など、重要な部分だけに目を通して概要を把握します。
③ 気になる部分や重要と思われる章には軽く目を通しておき、レポートや論文の資料として使えそうかを判断します。
④ 内容の要点を数行でノートにまとめ、各文献の重要性についても評価しておきます。
　例えば、「必読文献」「全体に目を通すだけ」「考察に使える」「データとして使える」「これ以上読む必要がない」といったように整理すると活用する際にスムーズです。
⑤ 特に重要な文献は手元に取り寄せ、精読しましょう。学校の図書館にない文献は他の図書館から複写で取り寄せることや、書籍の現物を借りることが可能です。詳細は第3章　図書館の使い方・文献検索の仕方を参照してください。

3）批判的読解

特に論文を読む際に重要な方法であり、書かれている文章が妥当なものと言えるのか・そうとは言えないのか、価値のあるものなのか・価値があるとは言えないものなのか、などを検討しながら読み解く方法です。この検討過程そのものがレポートや論文のテーマを導き出します。批判的読解の大前提は著書・論文の内容を理解することです。そのうえで、自分なりの問題提起から、賛成、反対に至る道筋を論理的・実証的に示します。文献との比較で自分の考えを明確にすることができ、主張に説得力が増します。学校生活では、特に速読や批判的読解ができる能力が必要になります。批判的読解を行う際は以下の4点に留意して行うと良いでしょう。

① 資料情報は不足していないか、信頼できる資料か

　　著者の主張を裏付ける資料情報は十分か、信頼できる資料か、情報の価値を判断します。

② 事実と異なる命題を立てていないか

　　命題とは真偽を判定するための文、論文全体で最終的に言おうとしていることを指します。した
　がって、事実でないことを事実であるかのように書いていないか、事実と異なる命題を立ててい
　ないか確認しながら読んでいきます。妥当性のある根拠をきちんと調べ提示しているか、批判的
　に読んでいきましょう。

③ 論理的な誤りを含む推理をしていないか

　　結論を多面的に検討し、十分に議論されたものか、信憑性のある根拠を示しているかを批判的に
　確認して読んでいきましょう。

④ 統括的批判は十分考慮されたものか

　　文章全体を検討し、どのように問題点を明示しているか、その問題点は解決しているのか、統括
　して批判的に読みます。目的と結論の整合性はあるか、仮説として提示した問題はどのように解
　決したかを批判的に検討し、文章全体を評価します。

(2) 看護学生にとっての読書

　専門的な書籍には、特定の専門分野に関する事柄の説明や解説、そして報告などが書か
れています。非常にたくさんの種類の書籍がありますが、まず教科書を読みましょう。各
科目で指定されている教科書は、教員が内容を確認し、指定しています。授業内容に則し
ているので、最も手軽に内容を確認することができます。そこから興味や関心を持った内
容については、講義の中で紹介された参考文献等を確認し、読むとさらに知識が深まりま
す。また、看護技術に関する書籍では、紹介されている方法が異なることもあります。複
数の書籍を比較することで、自身の中の知識・考え方の幅が広がるでしょう。

2. 本の読み進め方

　「読む力」を伸ばすためには、たくさん「読む」、何度も「読む」という行動が必要です。
読む回数は文献によって様々ですが、大切なのは"わからない言葉が出来てきた時には調
べる"ということです。自分が知らない言葉を飛ばして読み、わかる言葉だけで文章をつ
ないでも、ある程度は内容を理解することはできますが、それでは一つひとつの言葉の意
味を曖昧にしたまま読むことに慣れてしまいます。その習慣に慣れてしまうと、「勉強し
ているのによくわからない」といった状態になってしまいます。また、言葉の意味はひと
つとは限りません。疑問に思った時に調べる習慣がつくと、使いこなせる語彙も増えてい

きます。

(1) わからない言葉（用語）に印をつける

　途中でわからない言葉（用語）が出てきたとき、そのままにしたり、読むのを止めてしまうのではなく、その部分に印をつけながら、その文章の大意を把握しましょう。わからない言葉（用語）の意味は、その前後の文脈の前後からなんとなくわかることもあります。ただし、辞書等で調べる方が確実ですし、自分自身の語彙も増えていきます。これは何度も積み重ねることが重要なので、最初は大変ですが、あきらめずに丁寧に読むようにしましょう。

(2) 接続詞に注意して読む

　文章と文章の間にある接続詞にも注意して読み進めると良いでしょう。文章と文章の間の関係が見えてくると思います。例えば、結果が書かれている文章の前には「したがって」や「だから」などの接続詞が書かれています。逆接が書かれている文章の前には「しかし」「ところが」といった接続詞が書かれています。追加の内容が書かれる前には「また」「そして」などの接続詞が書かれています。このような接続詞に注目しながら文章を読むと、文章の流れが理解しやすく、速読する場合にも、どの文章が重要なのか判別しやすくなります。

(3) 音読する

　音読するということは、書かれている文章を見て、それを何と読むか判断し声に出すという作業をすることになります。この作業は文字の読み方を判断する能力と、それを声に出す能力の2つの能力を使うことになります。これを続けると、書籍を早く読めるようになったり、会話の中で専門用語が自然と話せるようになったり、文章の表現力が高まったりと、たくさんの効果が期待できます。したがって、書籍だけでなく、自分自身で記述したレポートも提出前に一度音読すると、文章表現の違和感や文章のつながりの違和感に気づくことができます。授業の中では、文章を音読するということはほとんどないと思いますが、自己学習の中で取り入れると良いでしょう。

(4) 考えながら読む

　書籍を読み進める中で、「わからない」「わかった」を感じながら読むと良いでしょう。看護に関する教科書や参考書を読んでいると「わからない」と感じることがあるかもしれ

ません。それは用語と用語の関連、文脈がわからないといったことが理由のひとつと考えられます。言葉の意味を調べ関連付けたり、知識が増え文脈を捉えられるようになると「わかった」状態になると思います。おおまかに読むのではなく、文章を丁寧に何度も読み込むことが「読む力」の向上につながります。

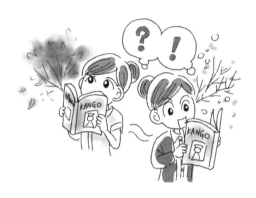

3. 文章のまとめ方

　読んだ文章の内容の要点をまとめることを要約といいます。要約はただ原文を短くまとめれば良いというわけではありません。原文の意味を正確に理解しながら、読者である自分の観点から内容に分析が加えられ、自分の言葉に置き換えられている方が、文章から学んだことを、自分自身の意見として活用することが可能になります。

(1) 全体像の把握
　書籍・論文を読む時に最初に行うことは、書籍・論文全体として何を伝えようとしているかをつかむことです。書籍であっても、論文であっても、タイトルがあります。タイトルはその書物の中身を示していて、何について書かれているものなのか、大まかな内容がわかります。加えて、目次や「はじめに」、「序論」に相当する部分を読んでみると、書物の書き示したい内容がわかります。翻訳書の場合、「おわりに」や「訳者あとがき」という部分に翻訳者が書籍の全体的な内容や意義について解説していることがあるので、参考にすると良いでしょう。このことは論文においても同様です。論文にはタイトルがあって、アブストラクト（要旨）がついています。このアブストラクトは文献検索の際にオンラインデータベース（医中誌、CiNii 等）で確認できることがあります。このアブストラクトを確認すると、論文のおおまかな内容を読むことができるので、全体像をつかむこと

ができます。

(2) 要約の方法

　文章のまとめ方の1つの方法である要約の方法について説明をします。書籍や論文といった非常に長い文章を短い文章に要約するためにはいくつかの段階を踏む必要があります。

---

① 文章を全て読み、「大切なこと」を読み取ります。
② 原文の中から必要な部分（意見、主張、まとめ）を残して、他の部分（前置き、具体例、説明、繰り返し）を削っていきます。
③ 接続詞が前後の文章の関係性を示すものであることや、著者が強調したいことは何度も書かれているということを意識して点検していきます。
④ 長い文章の要約の基本となるのはパラグラフになります。パラグラフとは、いくつかの文が集まって、意味のまとまりを示したものであり、節、段落を指します。パラグラフごとに、その中に書かれている中心的な主張に下線を引くなど印をつけます。
⑤ 文章全体の構成をパラグラフとパラグラフの関係性を確認し、最も重要な主張は何であり、文章全体がどう組み合わさっているかを分析します。全体の論旨から逸れていると思われるパラグラフは削除しながら、書き出した文章の流れを確認しながらまとめます。

---

(3) 要約の単位

　書籍を開くと、目次があります。目次を見るといくつかの章に分かれています。ページ数が多い書籍の章はいくつかの節から構成されていることがあります。

例)
　第4章　基本的看護の構成要素　←章

　　1. 患者の呼吸を助ける　←節

　　□○○
　　○○○○○○○○○○○　←段落
　　□○○○
　　○○○○○○○○○○○　←段落

　　2. 患者の飲食を助ける　←節

書籍を要約する場合、章ごとに要約を行います。そのためには各節の要約を行うことになり、各節の要約をするために各段落の要約を行います。各段落の要約のコツは"ひとつの段落にはひとつの意味あるいは重要な点がある"ということを理解していることです。したがって、論理的に考え、文章をまとめると、ひとつの段落はひとつの意味のまとまりになります。

　このように各段落を比較的短い文章でまとめていきます。その文章を並べてみると、どの段落で述べていることが中心的なのか、補足的部分なのか、具体的に説明しているのはどの段落かわかってきます。補足的なもの、説明的なもの、具体例として挙げているものを必要最小限まで省いて、全体の流れが論理的になるように、各文をつないでいきます。文章をつないでいくときの接続詞の選択が、論理的に文章をまとめていく過程において重要です。表に代表的な接続表現を示します。

表　レポート・論文で使う接続表現と文末表現

	話し言葉・作文で使う表現	レポート・論文で使う表現
接続表現	それから	また
	それで	その結果
	だから	したがって
	でも	しかし
	だけど	だが
	じゃあ	そこで
	だって	なぜなら
	言いかえると	すなわち、つまり
	付け加えると	なお
	他では、…	一方…。一方で…。他方…。それに対し…
	はじめは…。そして…。それから…。	まず…。次に…。さらに…
	一つは…。二つめは…。三つめは…。	第一は（に）、第二は…。第三は…
文末表現	…と言っています	…と述べている。主張している。指摘している
	…がわかりました	…が明らかになった。示唆された
	…（の問題）を考えます	…（の問題）を検討する。考察する。分析する
	…でしょう	…であろう
	…しましょう	…しよう
	…かもしれない	…の可能性がある
	…じゃない	…ではない
	…てる（例：減ってる）	…ている

引用　井下千以子.（2019）. 思考を鍛えるレポート・論文作成法. 第3版, 123. 慶應義塾大学出版会.

文献

井下千以子. （2019）. 思考を鍛えるレポート・論文作成法. 第3版, 慶應義塾大学出版会.

河野哲也. （2018）. レポート・論文の書き方入門. 第4版, 慶応義塾大学出版会.

前田樹海, 江藤裕之. （2023）. APAに学ぶ看護系論文執筆のルール. 第2版, 医学書院.

前原澄子, 遠藤俊子. （2018）. 看護学生のためのよくわかる大学での学び方. 第2版, 金芳堂.

松本茂, 河野哲也. （2015）. 大学生のための「読む・書く・プレゼン・ディベート」の方法. 第2版, 玉川大学出版部.

松浦年男, 田村早苗. （2022）. 日本語パラグラフ・ライティング入門 — 読み手を迷わせないための書く技術, 研究社.

坂井浩美, 山崎啓子. （2021）. 看護学生のための「読む力」「書く力」レッスンBOOK. 日本看護協会出版会.

高谷修. （2022）. 看護学生のためのレポート・論文の書き方. 第7版, 金芳堂.

佐藤望他編. （2020）. アカデミック・スキルズ　大学生のための知的技法入門. 第3版, 慶応義塾大学出版会.

第5章

レポートの書き方

1. 看護職を志す者としてレポートに立ち向かおう！

　「先生、レポートが書けません！苦手です！もうやりたくないです…」1年生が入学して少しずつ学生生活に慣れてきた頃、こんな言葉をよく耳にします。「私もレポート、悩んでいます！」という人、多いのではないでしょうか。「何を書けばよいのかわからない」「書き方がわからない」「感想文になっていると指導を受けた」など、何年生になってもレポートの悩みは尽きないようです。

　そのようなみなさんの悩みを知りながらも、看護師の経験を経て教員となった私は、レポートを書くことが看護職としての自己の成長につながっているということをぜひ知ってほしいと思っています。そのため、みなさんが少しでもレポートに向かいやすくなるよう、学生の話を聞いたり、調べたりしました。その中で、レポートとは何かをよく知らないまま書いている場合も多いことに気づきました。

　レポートにはルールがあり、その基本をおさえながら書くことは看護職にとって必要なたくさんの力を成長させることにつながっています。ここでは、みなさんがそのことを知り、看護職を志す者としてレポートに立ち向かっていけるよう説明していきます。

2. レポートとは

(1) レポートの定義

　先に述べたように、「レポートが得意です！」という人はおそらくあまりいないと思います。日常生活の中で、初めは苦手と思っていてもそのものをよく知っていくうちにいつの間にか苦手意識がなくなっていることはありませんか？　つまり、そのものをよく知ることが必要なのです。

みなさんは「レポートって何？」と聞かれたら答えられますか？　意外と明確に答えることは難しいかもしれません。そこで、まず、レポートの定義をみていきたいと思います。

　河野（2018）は、レポートとは「論文の一形態であり、基本的な定義および要件は一切変わらない」と定義し、論文とは、コミュニケーションの一形態であり、問題解決のための文章としています。つまり、レポートは読み手とのコミュニケーションのツールであり、自分だけがわかるように書くというわけではなく、相手を思って書く必要があります。

(2) 看護学生がレポートを書く意義

　看護職には、患者さんやご家族など看護の対象はもちろん、対象を中心としたチーム医療の中で様々な人とのコミュニケーションが求められます。しかし、「コミュニケーションが苦手で…」という人も多いですよね。レポートはコミュニケーション、つまり、レポートを書くことでコミュニケーション能力の向上にもつながっていくということを認識しておきましょう。

　みなさんは普段、自分の状況や気持ち・考えを伝える時、考えや話し合ったことをまとめる時、いつでも見直せるようにする時など、紙だけでなく、SNSでも意外と毎日文章を書いていますよね。実はこれら全て、看護職にとってとても必要な力なのです。

　看護職が適切に状況や考えを伝えることは、看護の対象や医療スタッフとの円滑なコミュニケーションにつながり、より良い看護・医療を話し合い、進めていく中で大切な力になります。良い気づきや考えがあっても、まとまらないと相手も自分も混乱し、伝わりにくいので、思考を整理してまとめる力も必要です。また、対象の状況や行った看護、話し合いの内容について記録を残すことは情報共有のために必要不可欠です。看護職は必ずチームで動いており、複数の人が複数の対象にかかわっていきます。そのため、自分がかかわっていなかった時間の情報を把握する必要があります。情報を共有すると、チーム全体で同じかかわりができます。対象にとっては看護職が変わるたびに何度も同じことを伝える必要がなくなり、人によって違うと困惑することもなくなります。そして、記録は行った看護の証拠ともなり、いつでも見直すことができます。

　これらのことから、文章を書く力は看護職にとって欠かせないものなのです。思考を整理して文章にし、発言や記録などで表現することは看護職のみならず医療職に求められる力の一つでもあります。レポートは文章の塊！　自ずとこれらの力も身についていくことになります。文章の書き方・まとめ方についても本書を読んで修行しましょう。

ただし、レポートは文章が書ければよいというものではなく、「問題解決のための」という条件付きです。つまり、「これってどうなんだろう？」（問題・問い）に対して、「こうでした！」（解答・答え）というように解決することも必要になってきます。

　さらに、感想文や小論文は自分の意見をまとめて述べる文章ですが、レポートは論文でもあるので、「調べる」作業を通して自分の意見に根拠を示す必要があります。少し難しく感じるかもしれませんが、自分だけの考えや感覚で「こうでした！」と書くのではなく、「こうだから（根拠）こう」というように説得力をもたせる必要があるということです。これらを通して、レポートだけでなく、日常的にも問題に気づいて解決する力、筋道を立てて説明する力も養われていきます。対象とかかわる中で「おや？」と気づいたり、「これは対象にとってどうなんだろう」「より良くするにはどうしたらよいのだろう」「本当にそうなのか？」と問題意識をもって解決していく一人ひとりの力が看護の質を向上させていくのです。

(3) レポートの基本的なルール

1）レポートの基本構成

　レポートは問題解決のための文章なので、「問い」に対して、根拠をもって説明し（議論）、「答え」を示していく必要があります。つまり、「問い－答え」形式でないとレポートとは言えないのです。これを大きく「序論」「本論」「結論」の3つの塊に整理していきます。分量は、序論10％、本論80％、結論10％程度を目安とします。

POINT

「序論」＝問題提起（問い）…「これってどうなの？」

「本論」＝議論…「こうだから」

「結論」＝解答（答え）…「こうです」

　なお、最終的には以下の構成で提出することが多く、次から説明していきます。

・表紙：テーマや提出日時・氏名など

・本文：序論（はじめに）・本論・結論（おわりに）

・文献リスト：本書　第6章参照

2）テーマの設定

①テーマとは

　テーマはレポートの顔であり、全容を一言で表現したものです。キーワードを含み、長くても 25 文字程度で示すのが良いと言われています。主題（テーマ）だけでの表現が難しい場合は副題（サブテーマ）を加えることも可能です。テーマの方が広く大きく、サブテーマは具体的になります。

　具体例をみてみましょう。

例 1　高齢者の看護について
例 2　在宅で療養する高齢者の看護について
例 3　在宅で療養する高齢者の看護〜対象の全体像を捉えるためには〜

　例 1 では、どんな高齢者？　看護の何？　と疑問が湧いてきます。例 2 では、高齢者の中でも在宅療養をしている対象と絞られましたが、看護については漠然としています。例 3 では、看護の中でも全体像を捉えるための視点についてということが具体的にわかりました。「〜について」はなくても伝わっていますね。

②どのようにテーマを決めるのか

　誰にでもテーマが決まらずモヤモヤしたことがあるのではないでしょうか。具体的な方法はこの後に記載する STEP1 からを参考にしてみて下さい。テーマに関する文献を読んでから考えるとよいでしょう。レポートを書いていく中で、テーマと「問い−答え」にズレが生じないよう気をつけながら整理していきます。

　3）序論

①序論とは

　「序論」は「はじめに」のことで、「緒言」ともいい、このレポートで何を述べるか予告する部分です。みなさんが普段見ている You Tube などの動画でも「どーもーこんにちはー！　いやーこんなことがありましてねー、今日は○○をしたいと思います！」と始まることが多いですよね。それと同じです（レポートに「どーもーこんにちはー！」は書きませんが）。そして、レポートで必須の「問い−答え」形式の「問い」を書く部分でもあります。

②どのように序論を書くのか

序論の構成要素を以下に示します。

・講義や実習のまとめ

・テーマの選定理由、動機

・文献レビューの要約

・問題の提示（問い）

・目的（何を明らかにするのか）

ここでは、実習の課題レポートを想定して序論を書いてみたいと思います。先程のテーマ例3についてのイメージです。

序論）在宅で療養する高齢者の看護〜対象の全体像を捉えるためには〜

※かなりコンパクトにまとめているので実際には具体的に書きましょう。

はじめに

今回、在宅看護の特徴を理解するため、訪問看護ステーション実習に取り組んだ。

実習では対象の自宅に伺い、疾患を持ちながらも在宅で生活している高齢者や、そのご家族とかかわった。その方の生活習慣や住宅環境・家族関係などの生活背景に触れ、対象の全体像を捉える必要性を強く感じた。太田（発行年）は（文献の引用や要約を記載）と述べている。このことから、全体像を捉えることは看護において必要不可欠であるといえる。

ここで実習を振り返り、在宅で療養する高齢者の全体像を捉えるためにはどのような視点が必要か、全体像を捉える視点を明らかにしていく。

なお、必ずしも序論から正式に書き始める必要はありません。最初は簡単にまとめておいて、結論まで書いてから戻って整理してもよいのです。テーマと「問い－答え」に一貫性をもつことができるよう自分なりの方法をみつけていきましょう。

　4）本論

①本論とは

序論で示された「問い」に対して、「答え」を見出せるように話を展開するのが本論です。結論の証明を述べる部分にあたります。文献（論文やレポートを作成する際、参考となる書物のこと）をもとに、客観的に自分の意見を主張していきます。

②どのように本論を書くのか

例えば、実習におけるレポートでは、事例の紹介や行った看護について記載した後、考察として実施した看護が患者にとってどうであったか振り返る部分になります。考察ではどうしてそのようになったのか結果をもたらした要因を掘り下げ、看護の妥当性や効果を分析します。学校によっては自己洞察や自己の課題を整理するよう指定があるかもしれま

せん。

　実習のレポートに限らず、考察では必ず自己の主張を裏付ける文献やデータが必要となります。感想文は「私はこう考えます」でよかったのですが、レポートではなぜそう考えたのか、「こうだから」という部分が必要で、そう言い切れる証拠が必要です。そこで、文献を用いて「こういうことが明らかになっているから」というように証拠を示していきます。しかし、高校までは文献を引用する（人の言葉や文章を自分の話や文中に用いること）という経験があまりなく難しく感じるかもしれません。文献の調べ方や書き方、引用の仕方についても本書を参照し、しっかりマスターしましょう。文献を用いる際は著者の考えを自分の考えのように表現してはならず、他者の考えと自分の考えを分けて書くよう注意して下さい。

　また、本論の見出しは「本論」と記載せず、内容を表現できる見出しを自分で考えてつけます。なお、見出し番号の付け方にもルールがあるので提出先の決まりを確認しましょう。

　5）結論

①結論とは

　「結論」は序論で提示した「問い」の「答え」を示す部分です。「おわりに」とする場合もあります。本論で十分な説明を行ったうえでの結論になっているか意識してまとめましょう。本論で述べていないことが結論になることはありません。

②どのように結論を書くのか

　結論の構成要素を以下に示します。

　・レポートのまとめ（「問い」に対する「答え」を必ず含むこと）

　・本論で調べ考えたことの問題点や課題、今後の取り組み

　書き方については大きく2パターンあるので以下に示します。

例1）今回、〇〇について、△△を用いて考察した結果、以下のことが明らかになった。
　　　1．×××
　　　2．□□□
　　　3．◎◎◎
例2）今回、〇〇について△△を用いて考察した結果、×××、□□□、◎◎◎が明らかになった。

　結論に続けて謝辞（レポート作成に協力して下さった方への感謝を述べること）を書くこともあります。結論・謝辞を「おわりに」として書くイメージを示します。

おわりに）在宅で療養する高齢者の看護〜対象の全体像を捉えるためには〜

※かなりコンパクトにまとめているので実際は具体的に書きましょう。

おわりに

　今回の実習では、在宅で療養する高齢者とかかわり、疾患を抱えながらも最期まで自分らしく生きていたいという思いをもって過ごしていることがわかった。対象の全体像を捉えるためには、特に、これまでの生活習慣や、どのように生きていきたいかという視点を持つことが必要であると明らかになった。疾患ばかりに目が向いていたが、今後は対象の生活や希望を意識してかかわっていきたい。

　最後になりましたが、多くの学びを与えて下さったＡ氏とそのご家族、ご指導・ご助言を下さった師長・主任・指導者をはじめとする看護スタッフの皆様、実習担当教員に、心より感謝申し上げます。

「最後になりましたが」からが謝辞です。個人情報保護の観点から施設名や個人名は記載しません。もう少し具体的な感謝の内容を記載してもよいでしょう。

3. レポートを書いてみよう！

(1) 何から始めるか

　レポートの基本的なルールをおさえたところで、みなさんは何から始めますか？　多くの人はパソコンを開いて、テーマから打ち始めているのではないでしょうか。真っさらな状態からパソコンに向かって作り上げていくのはとても難しいことです。そこで、井下（2019）のレポート作成の5STEPを参考に取り組み方をまとめてみました。

(2) どのように進めるか

STEP 1：何について書くか目星をつける

　課題に沿ってどんなことを書くか絞っていきます。頭で考えていてもまとまらないので、思ったことをそのまま書いてみてもよいでしょう。そのメモは自分用なので、話し言葉で長々書いても大丈夫です。そうすると、その中に何度も出てくるキーワードが見つかるはずです。キーワードは3つくらい、多くても5つまでにしましょう。

STEP 2：調べる

　キーワードをもとに、自分の考えは根拠を持って説明できるか、図書館に行ったり、イ

ンターネットを利用したりして調べていきます。ただし、調べれば何でも良いわけではありません。書かれていることを吟味し、信頼性のある内容か検討が必要です。あまり古いと現状と異なる場合があるので、いつ書かれたものなのかについても確認しましょう。

STEP 3：組み立てる

　ここまで調べながら考えてきたことについて、「問い‐答え」を意識しながら序論・本論・結論の形にしていきますが、まずは自分用のメモを整理することから始めるとよいでしょう。このメモが充実するとレポートの書きやすさは随分と変わってくるからです。手書きでもパソコンでもよいのですが、太田式メモ（表1）のような枠を使うと書きやすいです。拡大して使ってもよいですし、自分で線を引いて序論・本論・結論を意識するだけでも違ってきます。どこから書き始めてもよく、自分用なので綺麗にまとめなくてよいのです。メモで整理していくとその時点でズレに気づくので論点がズレにくくなります。太田式メモの中の★部分に一貫性があるか確認しながら書いていくと整理しやすいです。

STEP 4：ここでやっと書く！

　メモに沿ってパソコンに向かって書き始めます。指定された文字の大きさ（ポイント）や字数・余白などを設定して書き始めましょう。wordだと「レイアウト」から「余白」を選んで設定していきます。ページ数を振る時は「挿入」から「ページ番号」を選んで位置を決めます。指定がなければ余白は2〜3cm程度、字体は明朝体が一般的です。

STEP 5：提出の準備

　ここまで調べて、考えて、書いて、直して…、よく頑張りました！　あともう一踏ん張りです！　レポートはコミュニケーションでしたよね。相手のことを考える必要があります。必ず最初から最後まで読み直しましょう。その時、特に注意したいことは以下の通りです。
　①「問い‐答え」形式になっているか
　②「序論」「本論」「結論」になっているか
　③一貫性があるか（ズレはないか）
　④文献の引用は適切か
　⑤誤字や脱字がないか
　⑥わかりやすい表現になっているか（伝えたいことが伝わっているか）
　　・一文を短く、簡潔に

表 1　太田式メモ

	メ モ	書く内容やポイント
テーマ	key word _____ ★テーマ _____ _____ （仮）	・3 個くらい ・レポートの全容を一言で表現
序論		・講義や実習のまとめ ・テーマの選定理由・動機 ・文献レビューの要約 ★問題の提示（問い） ・目的（何を明らかにするのか）
本論		・序論で示された問いに対して 　文献を用いて客観的に自分の意見を述べ 　る（結論の証明）
結論		・レポートのまとめ ★「問い」に対する「答え」を必ず含む ・結論で調べ考えたことの問題点や課題、 　今後の取り組み
文献 リスト		書き方は本書第 6 章を参照

河野（2018）を参考に筆者が作成

・一段落は 200 〜 400 字

・主語 ― 述語がねじれていないか

⑦指定の設定や枚数（字数）になっているか

※提出にあたっては一部コピーを取り、提出用と自分用を準備しましょう。提出したレポートは相手のものです。返却されないこともあります。

※少なくとも前日までに準備することをお勧めします。当日準備すると機械トラブルなど何があるかわからないからです。指定の日時を過ぎると「未提出」とされてしまうのは社会的なルールです。看護職には計画的に物事を進める力も必要になってきます。せっかく頑張って作り上げたレポートです。時間に余裕をもって準備しましょう。

4. 忘れないでほしいこと

　ここまで主に「書き方」について説明してきましたが、みなさんに忘れないでほしいことがあります。それは、倫理的態度をもって書くということです。具体的には、個人情報の取り扱いがあります。特に実習のレポートでは、対象（患者さんなど）はもちろん、実習施設や指導者などが特定されないよう配慮します。また、レポートを書くための実習にならないよう対象に不利益が生じないことを前提としましょう。

　さらに、友人や先輩などの文章、本やインターネットに書いてあることをそのまま載せることは剽窃となり、レポート作成に対する違反行為です。ここからここまでは引用で、ここからは自分の考えだということがわかるように書く必要があります。ほかにも「孫引き」といって、原書からではなく原書を引用している文章をそのまま引用することも正しい方法ではありません。引用の仕方についても本書を参照し注意して下さい。また、AI技術等の力を借りる、他者の力でレポートを書くということも考えられるかもしれません。しかし、それは協力して下さった方々に対してどうなのか、本当に自分のためになっているのか、よく考える必要があります。読み手は書き手本人が書いたものか、一部分でも他者の文章が入るとわかるものです。レポートはあくまでコミュニケーションの一形態であることを忘れないで下さい。

5. レポートに立ち向かった先にみえるもの

　こうしてみると、「やっぱり難しそうだ…苦手だ…」と思うかもしれませんがそれでよいのです。きっと教員などの読み手から「どうしてそう考えたの？」といったコメントが返ってくることもあるでしょう。そこには、レポートの内容がより深まり、成長につなげてほしいという願いが込められています。「できなかった…」と落ち込みすぎず、「そこをもっと考えればよいのか！」と成長の糧にして下さい。むしろ、困った時は素直に相談してよいのです。

　看護学生は大変なことが多いのも事実です。気持ちばかりが焦ったり、不安になったり、辞めたくなったりすることは誰にでもあるでしょう。そのような中で、今回述べてきたような「こうだからこう！」という考え方をもつことや、そう言えるように調べたり整理したりすることは、感情だけに流されず、自分自身に自信を与え、困難から一歩前に進めてくれるはずです。

　本章では、レポートに立ち向かいやすくなるようルールなどを記載してきましたが、看護職を志ざすみなさんがレポートを書くことの意義については多くの文献で触れられているわけではないのでお伝えしたいと思いました。みなさんに少しでも「レポート頑張ってみよう！」という気持ちをもってもらえたなら幸いです。レポートの書き方については本書に加え、次ページの文献を活用して書いてみて下さい。

　少し高いと感じる壁でも立ち向かってみるとその先にはみえるものが必ずあります。レポートというコミュニケーションを通して、作成に協力して下さった方や読み手のことを考えながら、看護職に欠くことのできないたくさんの力と、相手を思いやる気持ちが育まれていくことを願っています。

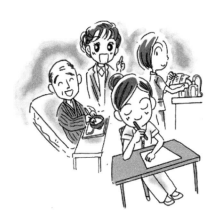

文献

井下千以子．(2019)．思考を鍛えるレポート・論文作成法，第 3 版，慶應義塾大学出版会．

河野哲也．(2018)．レポート・論文の書き方入門，第 4 版，慶應義塾大学出版会．

倉茂好匡．(2019)．論文・レポートが変わる！看護学生のための科学的作文レッスン，医学書院．

高谷修．(2022)．看護学生のためのレポート・論文の書き方，第 7 版，金芳堂．

内田陽子．(2015)．楽しくできる　わかりやすい　看護研究論文の書き方，照林社．

高橋百合子監修，鎌倉やよい，深谷安子編集．(2011)．看護学生のためのケーススタディ，第 4 版，メヂカルフレンド社．

第6章

文献の書き方

1. 文献の収集

（1）文献活用

　学校における学習活動は、講義を聞く、あるいは指定された図書を読むといったことに加えて、レポートのテーマに関連した文献を探して考察することや疑問な点を自分で調べるというように、自ら追究していく姿勢をもつことが重要です。効果的な学習をするには、文献活用の能力を高めることがポイントになります。

（2）文書資料の種類

　文書資料の種類として、1）レファレンス資料、2）単行書、3）新聞・雑誌、4）学術雑誌、5）諸機関や個人の公表資料について説明します。

1）レファレンス資料

　レファレンス資料は、参考図書ともいい、調べるための本のことをいいます。辞書、事典等のレファレンス資料は、現在、電子版が主流になってきています。あるテーマについて知りたいと思った場合、まずは事典項目を参照するところから始めると良いでしょう。知りたい内容に関する項目を探し当てるには、さまざまなキーワードの可能性を多角的に考え、索引を参照しましょう。索引とは最後のページに"あいうえお順"もしくは"アルファベット順"で用語の一覧と掲載ページが載っている部分であり、掲載された所在を探しやすくするための目録です。電子版の事典の場合は、まず知りたい項目名を検索し、それで見つからなければ関連する別の言葉を入れてみます。専門研究者が監修・執筆した事典項目は、執筆者が曖昧なウィキペディアとは異なり、専門家の間で議論されて定着した学術用語の使い方を教えてくれるので、そちらを活用する方が良いでしょう。看護の学習ではさまざまな専門用語が出てきます。一般用語ではなく、学術用語を理解し、用いて説明できることが求められます。

2）単行書

　レファレンス資料でも雑誌でもない書籍を、ここでは単行書と呼びます。単行書は最新の知識というよりは、系統的にまとめられたものであり、種類としては教科書、マニュアル、体系、講座、叢書{そうしょ}、双書などがあります。

3）新聞・雑誌

　一般に新聞や週刊誌などのジャーナルは、速報性という点は優れているが、内容の包括的・批判的検証ということでは、学問的な研究には劣ります。

4）学術雑誌

　学術雑誌は最新の知識を伝えるための情報源であり、その出版母体から学協会誌、商業誌、大学紀要に分けられます。多くの学術雑誌には、「査読」という専門家による審査制度があり、その制度が掲載される論文の一定の質を保証しています。電子媒体で発刊される学術雑誌は、様々な形で公表されています。発行機関が自らのホームページで閲覧可能にしているものもあれば、大学・研究所等が機関リポジトリで公開している場合もあります。

5）諸機関や個人の公表資料

　政府機関、地方公共団体、法人、企業などが公表しているさまざまな資料です。これらは研究に有益な情報を提供することも多いです。これらの諸機関は多くの場合、自らのホームページで資料・情報を公表しています。インターネットで情報を得る場合は、それを公表している機関や個人の信頼性、典拠が明確かを総合的に判断して、その情報価値を判断していかなければなりません。

（3）一次資料と二次資料

　一次資料はその研究を行った人が著者となっているものであり、原著論文が該当します。また、根源までたどった情報を記した資料のことをいいます。それに対して、二次資料は一次資料の結果を他の人が引用したり紹介したりする資料で、教科書や索引誌、抄録誌の類です。二次資料の引用は慎重に行いましょう。例えば、原著が絶版になっている場合や入手できない場合、あるいは理解できない言語でしか入手できないなどの場合です。優れた学術的実践として原著論文を見つけて引用する方が良いでしょう。

2. 引用文献と参考文献

(1) 文献を用いた論述

　レポートで記述する「意見」は単なる思いつきや感想ではいけません。<u>文献を引用しながら、根拠に基づいて論述することで説得力のある文章になります</u>。レポートとは「論文の一形態であり、基本的な定義および用件は一切変わらない」ものと定義されます。論文とは「複数の人間に読まれることを想定した公共性を持った文章表現である。論文は公共的であるがゆえに、誰かの文章を無断で引用することは許されない」（河野、2018）と定義されます。なので、引用を示さずあたかも自分の発見や見解であるかのように装い記述することは他人の論文を<u>剽窃</u>、すなわち泥棒と同じことになります。引用する著作物はすでに公表されているものです。なので、<u>先輩から譲り受けたデータを用いコピー＆ペーストする行為も剽窃と同等です</u>。<u>インターネット上の情報をコピー＆ペーストすることも同様です</u>。剽窃が明らかとなった場合は、学則違反で懲戒処分の対象となることがあります。レポートのデータを渡した先輩も剽窃ほう助となり、処分の対象となることがあります。

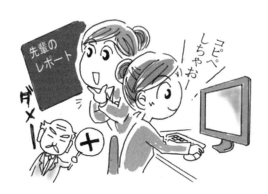

(2) 引用の種類と方法

　引用する方法は、その文献の該当部分を直接文中に引用する<u>直接引用</u>と、文献の内容を要約し引用する<u>間接引用</u>（要約引用ともいう）があります。

1) 直接引用

　著者の述べた文章をそのまま、まったく変えずに引用し、その部分を「」で括ります。ただし、引用文が句点［。］で終わっていても句点は記載しません。

　引用した文献が2名の著者による著作物の場合は、両方の著者姓を記載します。共著

者が 3 名以上の場合は筆頭著者姓 + らとします。

例：共著者 2 名の場合

　江藤，前田（2022）は、この病気に罹患した高齢男性が経験する症状を 3 つのタイプに分類している。

例：共著者 3 名以上の場合

　升田ら（2009）は、「女子大学生は自分が健康であるという評価をしながらも健康問題があると自覚しており健康行動に関する関心も高い」と報告している。

　2）間接引用

「」は使わず、本文の内容を要約して引用します。原文の意味が変わらないように留意します。

例）

　女子大学生は自らを健康と評価する一方で、健康問題があると自覚し、健康行動に高い関心がある（升田ら，2009）。

（3）参考文献

　参考文献は、レポートなどをまとめるにあたって、その文献全体を参考にした場合です。特定の箇所の引用はしません。

（4）文献を引用するときの主なルールと文献リストの記載方法

・直接参照したものに限ります。実際に読んでいることが前提となります。

・私信と未公刊資料は原則としてリストに載せません。

・孫引き（直接に原典から引用するのではなく、他の本に引用された文章をそのまま用いること）は避けましょう。

・文献リストの記載方法は学会などにより規定があり、その方法は様々です。

　以下の例を参考にしましょう。

①著者・年号順（ハーバードスタイル）：文献リストを著者名のアルファベット順に配列する方法

②引用番号順（バンクーバースタイル）：本文で引用した順に番号をつけ末尾に一括して掲げる方法

表　ハーバードスタイルとバンクーバースタイルの比較

	ハーバードスタイル 著者年号形式	バンクーバースタイル 番号引用形式
代表例	APA	NLM
本文中の引用例	…と報告されている（前田，2022）。	…と報告されている [1]。
文献リストの記載例	前田樹海．（2022）．看護系論文にふさわしい引用形式とは．○○学会誌，3（1），15-22.	1) 前田樹海．看護系論文にふさわしい引用形式とは．○○学会誌 2022；3（1）：15-22.
文献リストの並べ方	著者姓のアルファベット順	連番順（＝本文中での引用文献の出現順）
特長	本文を読むだけで、いつ誰の業績なのかが判別できる。同じ著者からの引用が複数箇所にわたる場合に文献リストが冗長にならない。	出現順に連番を振るので文献リストから本文中の引用箇所を探しやすい。引用文献が多くても本文が冗長になりにくい。

引用　前田樹海，江藤裕之．（2023）．APAに学ぶ看護系論文執筆のルール．第2版，74．医学書院.

・レポートに引用した文献はレポートの最後に文献リストとしてまとめます。文献リストは読み手が引用文献を特定するための書誌情報です。正確に記載しましょう。著者名別の五十音順ないしはアルファベット順で記載する場合、同一著者の著書・論文は年代順に記載します。以下に文献の記載順番を示します。

①雑誌の場合の記載方法

　著者名．（発行年）．論文題名．雑誌名，巻（号），頁－頁.

> 白鳥さつき．（2009）．看護大学生が看護職を自己の職業と決定するまでのプロセス構造．日本看護研究学会雑誌，32（1），113-123.

②単行本の一部の場合の記載方法

　著者名．（発行年）．書名．版，頁－頁．発行所.

> 高谷修．（2009）．看護学生のためのレポート・論文の書き方．第4版，10-23．金芳堂.

③編集本（一部引用：章著者表示あり）の記載方法

　章著者名．（発行年）．章タイトル．編者名（編），書名．版，頁－頁．発行所.

> 三宅修司．（2004）．気管支喘息，田中健彦（編），JJNブックス呼吸器疾患ナーシング．第2版，92-101．医学書院.

④翻訳本の場合の記載方法

　　原著者.（原書の発行年／翻訳書出版年）. 翻訳者名（訳）, 翻訳書名. 版, 頁－頁. 発
　行所.

Nightingale, F.（1860/2011）. 湯槇ます, 薄井坦子, 小玉香津子, 他（訳）, 看護覚え書. 改訳第 7 版,
178-212. 現代社.

⑤編者が出版社である場合の記載方法

　　編者名（編）.（発行年）. 書名. 頁－頁.

日本看護協会出版会（編）.（2022）. 令和 3 年看護関係統計資料集. 15-20.

⑥電子文献の場合（大学・企業・個人サイトから引用）

　　＊個人のサイト等の引用は非推奨です。エビデンスとして保証できないものもあるから
　　です。

　　著者あるいは管理者・団体名（掲載年月日）. 記事・論文・資料タイトルあるいは参照
　ページのタイトル. 管理者・団体名, URL（閲覧年月日閲覧）

旭川医科大学病院感染制御部.（2014）. 院内感染マニュアル. 旭川医科大学病院感染制御部, http://
www.asahikawa-med.ac.jp/bureau/hospital/kansen/manual.html（2022.3.28 閲覧）

　　※掲載年月日不明の場合は（n.d.）

⑦電子雑誌（学会誌等が書籍と同様の形（PDF等）で公開し、インターネットから入手
　した場合）

　著者名．（発行年）．論文タイトル．誌名，巻（号），頁－頁．URL

〈確認方法〉

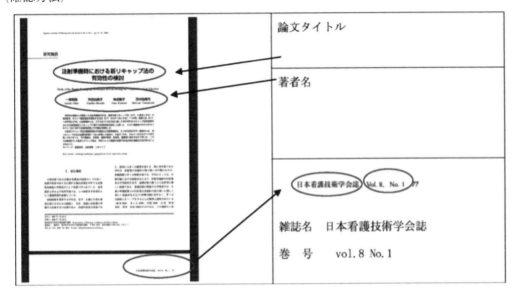

| 論文タイトル |
| 著者名 |
| 雑誌名　日本看護技術学会誌 |
| 巻　号　　vol.8 No.1 |

一條明美，神成陽子，升田由美子，他．（2009）．注射準備時における新リキャップ法の有効性の検
討．日本看護技術学会誌，8（1），76-83．https://www.jstage.jst.go.jp/article/jsnas/8/1/8_76/_pdf/-char/
ja

---

⑧電子雑誌（オンラインジャーナルとして入手可能な場合）

　著者名．（発行年）．論文タイトル．誌名，巻（号），頁－頁．URL

鬼頭幸子．（2020）．日常業務の相談場面における看護師長と看護師の相互作用の様相 ― 看護師の
学びに焦点をあてて ― ．日本赤十字看護学会誌，20（1），35-42．https://endai.umin.ac.jp/cgi-open-
bin/hanyou/parm/jrcsns/pdf_download.cgi?articleid=D00023-00001-10258&ctype=02

※URLを記載する際はそのままコピーペーストするとハイパーリンク（青字になって
　下線が付く）された状態になります。レポートに記載する際は①下線部を右クリック
　して「ハイパーリンクを削除」または②ハイパーリンクされていない文章の書式をコ
　ピーし、ハイパーリンクされた部分を選択、すると通常の表記になります。

※DOI（Digital Object Identifier：デジタルオブジェクト識別子）とは、インターネッ
　ト上の出典の所在を特定するための仕組み。DOIが示されている出典の場合、書誌

事項の直後に「https://doi.org/」という文字列に続けて「10.」から始まるDOI番号を記載します。DOI番号のあとにはピリオドはつけません。また、DOIがある場合にはURLは記載しません。

⑨文献の著者が3名までの場合は全員を記し、4名以上の場合は3名までを挙げ4名以降は省略して「～～，et al」「～～，他」と記載します。

> 一條明美，神成陽子，升田由美子．（2013）．看護技術学習のレディネス形成を目指した技術評価演習での学生の学び：1年次の状況設定課題終了後のレポート分析．旭川医科大学フォーラム，13，11-18．

⑩用いた文献が初版の書籍の場合、版の記載は不要です。第二版以降や改訂版等の場合、その版を記載します。また刷の記載は不要です。

例えば、引用に使用した書籍の発行が2024年2月1日の第19版第2刷であった場合…

> **系統看護学講座　専門分野**
> **基礎看護学【2】基礎看護技術Ⅰ**
>
> 発行　2023年1月15日第19版第1刷
> 　　　2024年2月1日第19版第2刷
>
> 著者代表　茂野香おる
> 発行者　株式会社　医学書院
> 　　　　代表取締役　金原　俊
> 〒●●●－△△△△　……

①著者
発行者ではないので注意。この書籍は編集本になるので、引用箇所の章を担当した筆者の氏名を記載する。
②発行年
版が変わり第1刷が出版された年が発行年になる。19版に変わったのは2023年なので、発行年は2023年になる。刷の記載は不要。
③版
第1版（初版）の場合は版の記載不要。
④発行所
社名のみの記載。"株式会社"は不要。

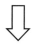

文献リストの記載は…

> 茂野香おる．（2023）．系統看護学講座専門分野　基礎看護学【2】基礎看護技術Ⅰ．第19版，2-12．医学書院．

(5) 参考文献リストをまとめるときの主なルールと記載方法

p.46(4)文献を引用するときの主なルールと文献リストの記載方法と基本的に同じです。

参考文献リストの記載方法は、著者・年号順（ハーバードシステム）：文献リストを著

者名のアルファベット順に配列します。章を参考にした場合でも、該当する章を表記しません。

(6) 文献リストの記載例
・引用文献 → 参考文献の順に記載しましょう。
・引用文献は引用した箇所のページを記載します。

引用文献
前原澄子, 遠藤俊子監修 (2014). 看護学生のための　よくわかる大学での学び方. 28-65, 金芳堂.
佐藤望, 他 (編). (2012). アカデミック・スキルズ　大学生のための知的技法入門. 第 2 版, 46-76, 慶應義塾大学出版会.
山添美代, 他. (2005). 看護研究のための文献検索ガイド. 第 4 版, 149-156, 日本看護協会出版会.
参考文献
江原勝幸. (2015). 看護学生のためのレポート書き方教室. 照林社.
高谷修. (2009). 看護学生のためのレポート・論文の書き方. 改訂 4 版, 金芳堂.

文献
アメリカ心理学会 (APA). (2019/2023). 前田樹海, 江藤祐之, 田中建彦 (訳). APA論文作成マニュアル. 第 3 版, 医学書院.
江原勝幸. (2015). 看護学生のためのレポート書き方教室. 照林社.
井下千以子. (2019). 思考を鍛えるレポート・論文作成法. 第 3 版, 慶應義塾大学出版会.
河野哲也. (2018). レポート・論文の書き方入門. 第 4 版, 慶応義塾大学出版会.
前田樹海, 江藤裕之. (2023). APA に学ぶ看護系論文執筆のルール. 第 2 版, 74, 医学書院.
高谷修. (2022). 看護学生のためのレポート・論文の書き方. 第 7 版, 金芳堂.
佐藤望他編. (2020). アカデミック・スキルズ大学生のための知的技法入門. 第 3 版, 慶応義塾大学出版会.

第7章

情報リテラシー

　みなさんはスマートフォンやインターネットをどのような場面で使っていますか？私たちの生活を思い浮かべてみると、スマートフォンは電話やメールの機能だけではなく、ソーシャルネットワーキングサービス（以下、SNS）による交流、情報検索の活用、買い物、支払い、動画・音楽配信の利用などで、欠かせない存在になっています。近年では、聴きたい音楽をスピーカーに話しかけると、そのスピーカーから音楽が流れてくるモノのインターネット（IoT：Internet of Things）や、質問に対して対話しているように回答を返す生成型AIなど先端技術が急速に高度化しています。

　さて、2020年新型コロナウィルス感染症の拡大初期に、トイレットペーパーが品不足になるという噂やその噂はデマであるということがニュース・新聞で連日取り上げられたことを覚えていますか？「コロナは熱に弱いからお湯を飲むと殺菌できる」という医学的に根拠のない情報がSNSを通じて拡散されたこともありました。また、アルバイトやレストランで悪ふざけをした動画や写真をSNSへ投稿し炎上する残念なニュースもありました。このように情報の伝え方、伝わり方は社会全体へ影響します。

　みなさんは中学校や高校で「情報」に関する科目で学習しています。これは、情報や情報を活用するための知識・技術を学び、主体的に選択し活用する力を身につけていることが社会の中で求められていることが背景にあります。ここでは看護を学ぶ際に、課題について調べ、レポートを作成する、看護研究を行う、学校生活を送る、あらゆる場面で必要な「情報リテラシー」について説明していきます。

1. 情報リテラシーとは

　「情報リテラシー」とタイトルにある教科書や書籍ではパソコンの基礎知識、文書作成や表計算、プレゼンテーションソフトの使い方、図書館での資料などを含む情報検索の方法が掲載されているものがあり、とらえ方はさまざまです（飯嶋ら、2011）。

"リテラシー"を広辞苑（新村、2018）で調べてみると「読み書きの能力。識字。転じて、ある分野に関する知識・能力」とあります。それでは「情報リテラシー」とはどのようなことでしょうか？　社会で求められている情報活用の全般とほどよく調和していてわかりやすい定義を紹介します。

> 「自分がどんな情報を求めているのかを理解し、その情報を的確に探すことができ、その内容を評価し判断して、行動したり、自分から情報を発信するといった、情報を利用できる能力」
>
> （藤田、2011）

　この定義に基づき、情報リテラシーを構成している内容を整理していきます。

2.　自分がどんな情報を求めているのかを理解し、その情報を的確に探す

　情報の探し方は第3章の図書館の使い方・必要な文献の探し方（p.19～）も参考にしましょう。

（1）情報を入手する

　目的とする内容の知識を得るため、図書館で関連する図書や事典を調べます。これを行うことで、自分がどのような情報を求めているのかについて吟味できます。書籍はタイトルだけではなく、目次をみるとどのような内容が掲載されているか概要が分かり、参考になります。

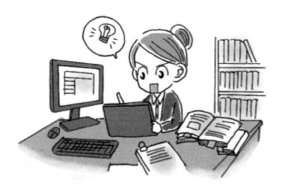

（2）いつの情報か

　調べた情報がいつの事実なのか、ということを確認します。例えば最新のことを知りたいのに、調べた情報が十何年も前のものだと、自分が求めている情報と合致しない、ということになります。

（3）生成型 AI の情報

　生成型AIは指示、入力した内容にAIが応答し、文章、画像、音声などを生成する仕組みがあり、急速に発展しています。利便性や効率化などよい面がありますが、信頼性や誤

用などの問題点があります。生成AIの利用について、文部科学省（2023）より大学・高専における生成AIの教学面の取り扱いに関する周知がありました。みなさんも学校が策定した生成AI利用に関する指針の確認や、生成AIの特徴を理解し、適切に利用する必要があります。AI技術は日進月歩であり、わずかな期間で急速に変化することが予測されます。文献（古川、酒井、2023）を参考に、以下に注意点をまとめました。

　1）必ずしも正しいとは限らない

　生成型AIはインターネット上の情報を学習し、それを基に回答を生成しますが、生成型AIには学習していない時期があります。学習した時期以降の新しい時期の情報は答えられません。また、間違いや矛盾がある可能性や、出典が示されないこともあります。情報の信憑性を見極めるためには、人間の技術が必要となります。

　2）著作権を侵害する可能性がある

　前述したように生成型AIはインターネットに掲載されている内容を学習、蓄積し、結果を出力しているので、そのまま使用すると著作権の侵害や剽窃とみなされる可能性があります。

　3）個人情報や機密情報を入力しない

　生成型AIに一度入力した内容はAIのシステム改善に利用される場合があります。生成AIに入力された内容は削除することができないため、個人情報や機密情報を入力した場合、情報漏洩につながる可能性があります。

3. 情報の内容を評価し判断して、行動する

（1）インターネットを利用するとき

　インターネットは便利ですが、情報を探すために利用する場合は、インターネットの情報の特徴を理解し、その内容が確かなものかを判断し、有効に活用することが必要です。文献（飯嶋、石川、2022）を参考に特徴をまとめました。

1）情報が刻々と変わってしまう

　インターネットの情報は容易に内容の修正、更新、削除が可能である。オリジナルの情報か否かが見分けにくい。

2）情報が断片的である

　インターネットで公開されている情報の多くは、個人が発信している。このため、個人的な主観が含まれるほか、発信者が把握できる範囲のみの情報に限定され、物事の一部分

だけしか記載されていないことがある。

3）不要な情報が多い

　インターネットへの情報発信は、紙媒体を利用しないため低コストであり、誰もが気軽に発信できる。個人が発信する情報には、掲示板のように仲間だけでしか活用できないものも混在している。

4）偏った発言をする人がいる

　メディアを通して刺激的・挑戦的で偏った内容の情報を提示する人がいる。刺激的な内容はメディアや世間から注目を浴び、歓迎されてしまうことがある。発信者に有利な情報のみが提示され、不利な情報は提示されず、偏った情報が開示されることになる。

(2) 情報を評価・判断する

　ここで重要なのは情報が確かなものか、信頼できるものか否かを見極める力です。情報源（著者）、引用元の存在の有無はもちろんのこと、一次資料か二次資料（第6章　文献の書き方　p.43）かも合わせて確認し、評価・判断しましょう。

4. 自分から情報を発信する

　情報を集める、調べる際は「その目的」があります。レポートで課題となったことを調べ、考察し、自分の考えをまとめることも「情報を発信する機会」となります。レポートの書き方については第5章のレポートの書き方（p.31 ～）を参考にしましょう。

　みなさんにとって身近な存在であるメールやSNSなどを用いて、メッセージを送ることも情報を発信する機会となります。インターネットで一度発信された情報は残り、消し去ることはできません。情報を発信する内容・方法にも責任が求められます。

(1) 肖像権、著作権の侵害に注意

　さて問題です。

　AさんとBさんは2人で遊びに行きました。Aさんは自分のスマートフォンでBさんと一緒に写真を撮り、その写真はBさんとも共有しました。Bさんはとても喜んでくれて、Aさんも嬉しい気持ちになりました。Aさんはその夜、自分のInstagramにその写真をアップロードしました。その後Bさんから「インスタにあげるって聞いてなかったよ」と言われました。Aさんは「Bちゃんも写真撮ったとき楽しそうだったし、嫌がっていなかった。

楽しかったからその気持ちを残したかったのに」と思いました。

　このエピソードには「肖像権」が関係しており、AさんはBさんの肖像権を侵害している可能性があります。Aさんはどうすればよかったでしょうか？　もうわかりましたね。AさんはBさんと一緒に撮った写真をInstagramに掲載する前に、Bさんに許可を得て、了解を得ることが必要でした。AさんはBさんと一緒に写真を撮っているので、無断で撮影されてはいません。しかし、Bさんには自分の肖像を写真として表現し公表されることを拒否する肖像権（飯嶋、石川、2022）があるのです。

　「著作権」についても考えてみましょう。著作権は小説や音楽、音楽の歌詞などを創った時の権利のことを言います。著作権は著作権者の許諾を得ず自由に行える行為である「使用」と著作権者の許諾なしに行うことができない行為「利用」の区別（高橋ら、2020）をしましょう。著作権の「使用」は本を読む、CDを聞くなどが該当します。著作権の「利用」は例えばCDをコピーし自分以外の友達などに配る行為は著作者の不利益となり著作権の侵害、ということになります。

　みなさんの学校生活でも著作権に関わる機会があります。それはレポートや論文の作成に欠かせない文献の引用を行うことです。文献の引用は他者の著作物を引用という形で利用、ということになります。第5章レポートの書き方（p.40）、第6章文献の書き方（p.43〜）を確認し、正しく発信しましょう。

(2) メール・LINE

　メールやLINEは情報やメッセージを送る相手やグループを特定し発信する手段です。前述したように一度発信された情報は残りますので、メッセージの内容・メッセージに添付する内容には注意が必要です。送信先を間違わない、ということがあります。送信する前に、宛先やアドレスの誤りがないか必ず確認しましょう。

　また、患者さんの個人情報に関連することを書いた場合、それは「守秘義務に反する」ことになります。看護学生であっても個人情報を保護する責務があります。

(3) SNSと情報モラル

　InstagramやX（旧Twitter）などのSNSは簡単に投稿できることから日常生活の中で気軽に用いられています。どこでも誰とでもつながり、自分から情報を発信したり、コメントや「いいね！」をもらったりなど交流を図り、情報共有ができます。しかし、情報共有のしやすさは、人から人へ広がり、拡散されていきます。

1）冷静に活用する

インターネットの情報の特徴として、情報の受け手の状況や立場により意味合いが変わることや、伝えた人以上の人へと拡散していくことがあります。自分が楽しい気持ちを伝えたとしても、その楽しさがそのまま伝わるとは限らず、怒りの書き込みは、それを快く読めることはないでしょう。発信する前に、冷静になることが大切です。

2）発信すべきではない情報

誹謗中傷、プライバシー、公序良俗、差別的な内容は発信すべきでない情報です。権利を侵害される情報がSNSなどに書き込まれた場合、プロバイダ責任制限法（総務省、2022）や総務省の違法・有害情報相談センターの相談窓口（違反・有害情報相談センター、2021）、インターネット上の書き込みなどに関する相談・通報窓口（総務省、2021）があります。

3）実習で知り得た患者さんの情報

患者さんの情報は「看護に活用する」ために得ることをご承諾いただいています。学生のうちから慎重に行動することが求められます。メール・LINEと同様に患者さんの個人情報をSNSに書き込むことは守秘義務違反、個人情報漏洩となります。

4）セキュリティ対策をすることも責任の一つ

パソコン、タブレット端末、スマートフォンには連絡先、写真などが入っています。ウィルスから守るため、セキュリティサービスを活用しましょう。忘れない、落とさないなどの管理、パスコードをかけるなどの対策も行いましょう。

文献

藤田節子.（2011）.図書館活用術：情報リテラシーを身につけるために，新訂第3版，10，日外アソシエーツ.

古川渉一，酒井麻里子.（2023）.先読み！IT×ビジネス講座　ChatGPT 対話型 AI が生み出す未来，54-59，インプレス

違反・有害情報相談センター.（2021）. https://ihaho.jp/（2023.12.2 閲覧）

飯嶋香織，山本誠次郎，井内義臣.（2011）.大学生の情報リテラシーに関する調査研究 情報活用能力（文部科学省）と情報フルーエンシー（アメリカ学術研究会議）の視点から，神戸山手大学紀要，13，1-11.
https://kuins.repo.nii.ac.jp/record/731/files/13%E2%91%A0%E9%A3%AF%E5%B6%8B.pdf（2023.12.2 閲覧）

飯嶋史朗，石川さと子.（2022）.生命科学・医療系のための情報リテラシー〜情報検索からレポート作成，研究発表まで〜，93，249-250，丸善出版.

文部科学省.（2023）.大学・高専における生成 AI の教学面の取扱いについて，
https://www.mext.go.jp/content/20230714-mxt_senmon01-000030762_1.pdf（2023.12.17 閲覧）

新村出編.（2018）.広辞苑，第7版，3080，岩波書店.

総務省.（2021）.上手にネットと付き合おう！安心・安全なインターネット利用ガイド，【参考】インターネット上の書き込みなどに関する相談・通報窓口のご案内，

https://www.soumu.go.jp/use_the_internet_wisely/trouble/reference/ img/reference.pdf（2023.12.2 閲覧）

総務省．（2022）．特定電気通信役務提供者の損害賠償責任の制限及び発信者情報の開示に関する法律施行規則（令和 4 年総務省令第 39 号），https://www.soumu.go.jp/main_content/000817236.pdf（2023.12.2 閲覧）

高橋慈子，原田隆文，佐藤翔，他．（2020）．改訂新版　情報倫理　ネット時代のソーシャルリテラシー，第 2 版，122-123，技術評論社．

第8章

グループ学習活動スキル

1. グループで活動・学習する意義

　「三人寄れば文殊の知恵」ということわざを聞いたことがあると思います。ひとりでは
よい知恵が浮かばなくても、三人が集まって相談すればよい知恵が出てくることのたとえ
ですね。ひとりよりふたり、ふたりより三人で考えれば、お互いの言葉がヒントになって
ひらめきが降りてきたり、思いもよらない発想に出会えたりといった経験をきっとどこか
でしてきたのではないでしょうか。誰かと一緒に考え、一緒に学ぼうとする時、自分も勇
気をもてたり、活気づけられたりします。仲間がいることによって学ぶ動機も高まり促さ
れます。何より、気づきや認識をお互いに深めあうことができるのです（本吉、2004）。
　看護はチームで活動することを特徴としており、自分が提供するケアをチームのケアの
一つとして位置づけながら看護職としての役割を果たすことが求められる職業です（日本
看護系大学協議会、2018）。「チーム」というからには、目的や役割が明確な複数の人た
ちと活動・行動をともにすることが前提とされています。目的を同じくする人同士が集ま
ると知的な相互作用がはたらいて、さまざまな障壁をブレイクスルーするエネルギーが生
まれるのです。このエネルギーを自分や仲間、集団の成長に活かさない手はありません
ね。

(1) 他者と協同できる力を伸ばそう

　多様な他者と協同できる能力は看護職に不可欠な資質（コンピテンシー）となります。
目的を同じくする学友といっても、自分とまったく同じ考えや経験をしてきているわけで
ありません。それは他者にとっても同じことで、あなたの視点や経験に他者が新鮮さを覚
えたり、共感したり、刺激を受けることがあるということです。そうした他者である仲間
との互恵的な関係のなかで成長できた体験は、他者に感謝し、他者を尊敬し尊重できる倫
理観の育成にも繋がります（緒方、2016）。その実践方法の一つにグループ学習、グルー

プワークがあります。

(2) グループワークの特徴

　グループワークには、グループ学習、協同学習などの類似した用語があります。

　グループ学習はグループワークとほぼ同義語として考えることができます（舟島ら、2013）。グループ学習は、学習者同士、学習者と教員の間で意見を交換したり、互いに協力することで生まれる相互行為を活用した一つの授業方法です（細谷、1990）。

　一方、協同学習（cooperative learning）は、「小グループの教育的使用であり、学生が自分自身の学びと学習仲間の学びを最大限にするために共に学び合う学習法」（Barkley et al., 2005/2009）をいいます。そこには、学業成績の向上や学習意欲の向上などの恩恵があるといわれます。成績が伸びたりやる気が起きるだけでなく、自分が学習することが仲間に対して影響することを経験して責任感を高めたり、自分自身に対する態度を向上させ、人も自分も大切に扱うことを学ぶ機会にすることができます。

　グループワークとは、みなさんが持っている基礎的な知識や技術をもとに、グループのメンバーとの間で自由にディスカッション（討議）することを中心に互いに影響し合う相互行為を通して、設定された学習課題を達成するとともに、能動的な学習態度を身につけ、問題解決力などの看護職に必要な能力を習得するために用いられる授業方法のひとつです（芳我ら、2007）。

(3) グループワークの利点・欠点

　グループワークは専門職者として必須な能力として身につけることが不可欠とされますが、誰しもが得意としているとは限らないでしょう。「グループワークが苦痛だ」「実は苦手」「何を発言していいかわからない」「考えをまとめているうちに発言のタイミングを逃

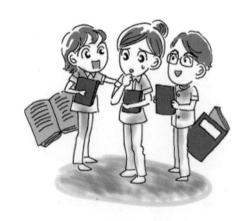

してしまう」という声があるのも事実です。一方で、イキイキと自分の意見を発言したり、リーダーシップをしぜんと取れてしまうひともいます。実際、グループワークには大きな利点はあるけれど欠点があることも確かです。グループワークで陥りやすい事柄を知ることは、欠点を回避し克服するヒントにもなりますから、わかった上で対策を練りましょう。

利点	欠点
① 課題や問題の解決方法を修得できる ② 多様な人々との意見交換を通し、コミュニケーション能力を修得できる。 ③ リーダーシップやメンバーシップを遂行する能力を修得できる ④ 自身の興味が喚起され、積極的に授業に参加できる ⑤ 相手の立場を理解できるようになり、自身の内省が促される ⑥ 共同作業を要するため協調性が高まる ⑦ 個々の責任感とグループ全体に対する責任感が高まる	① 雑談や私語に終始するなど時間を浪費してしまう場合がある ② グループダイナミクスが形成されない場合、その場にいること自体にエネルギーを費やし、疲労する ③ ディスカッションに慣れていない場合、他者批判になったり寡黙になったりして目標達成できない ④ 「知らないこと」が恥という認識がある場合、行動や発言を正当化しがちになる ⑤ 「話す」ことが苦手な学生やグループのテンポに苛立ちを感じる学生にとっては苦痛を感じることがある ⑥ 時間的制約があるため、不全感や未消化感を残すことがある

舟島ら（2013）より

2. 仲間との学びを拡げ深めるスキル

(1) 個人ワークあってのグループワーク

授業ではほとんど当然のように学習課題が出されているのではないでしょうか。教員は学習課題を出すことで、単に課題の答えを書き込ませるだけでなく、学生のみなさんに調べ学習を通して知識を得て、調べ学習の方法と面白さを体験的に学ぶことを期待しています。また、課題に取り組むことで、学習内容への興味関心を高めて授業に臨んでもらおうとします。グループワークをするときにはそうした個人ワークによる学習体験が大きく効いてくるのです。

(2) グループワークに活きる個人ワーク

個人ワークは自分のためだけにあらず。自分が学習したことはグループメンバーへの刺激になり、互いに刺激し合うことはグループ全体の成長につながります。以下にグループ

ワークに対する個人ワークの3つの効果をあげます。

---

① 学習課題について自分の考えを明確にすることで、メンバーの考えに興味・関心を持つことができる。
② 問題意識を持って仲間とディスカッションでき、自分の考えを別の角度からみたり再構築することができる。
③ 仲間の学習方法から効果的な学習方法を学ぶことができる。

「課題ばっかりで大変だなぁ」と愚痴をこぼしたくなる日もあるでしょう。けれどもその課題を足がかりにして話し合いの内容を拡げたり深めたりすることができます。その話し合いが自分とメンバーの視野を拡げ、増やしていくことに結びつくのです。課題に取り組み、自分の考えや意見を仕込んでおいて、違う意見に出会うその時に備えておきましょう。

3. 互いに自由に話し合うスキル

(1) グランドルールを共有する

グランドルール（Ground rule）とは、会議やグループワークなどを開始するときに全体の申し合わせとしてルールを決めることをいいます。ざっくりとした、ささやかとも思えるような約束事で、話しやすく安全で参加しやすい環境にするための共通認識を設けます（内藤ら、2021）。

例えば、「発言するときは最初に名前を言ってからにしよう」「相手の発言を遮らないで最後まで聴こう」「お互いの意見を大切にしよう」「メンバーと同じ意見だった場合、同意や賛成であることを言葉や態度で表そう」「自分とひとと意見が違うのは当然のこと」「反対の意見や提案がある場合は、必ず自分の考えやアイディアも一緒に述べよう」などがあ

グランドルールの例
○ 最初に名前を言ってから発言しよう。
○ まずは考えたことを言葉にしよう。必ず2回発言しよう。
○ 相手の発言を否定せず、遮らずに耳を傾けよう。
○ お互いの意見を大切にしよう。
○ 正解は一つではない、自分と違う意見があって当然と考えよう。
○ 反対意見や提案がある場合は、自分の考えやアイディアも必ず一緒に述べよう。
○ 理解できたなと思ったら、うなづいたり相づちを打って示そう。
○ 多様な意見に出会えることは幸運なことと考えよう。

ります。

　こうしたルールはグループワークやディスカッションの場が「不当に傷つけられない、安心・安全な場」であることを保証するものになります。どのようなルールに添って進めるのがよいか、自分たちで考えて全員の合意をとって取り組むのが最も有効です。

(2) 安心・安全な場にするスキル

　グループで学習活動するとき、特に、「はじめまして」のメンバーの場合ではどんな話し合いになるのか見通しをもてずに緊張したり、不安を覚えることもあるでしょう。なんとなく気まずい雰囲気が流れることもしばしば。「誰か先に話し始めてくれないかなぁ」とつい他力本願になることもあるかもしれませんね。「何か言わなきゃ、何か話さなきゃ」と考えれば考えるほどに握りしめた手が汗でびっしょり、なんてことも。けれども、発言しにくいと感じるのは、実はお互いさまでもあります。

　積極的に参加できる場とは、お互いに責めたり評価されたりしない、心理的に安心で安全な環境であることが条件となります。安全を感じられることで、はじめて自分の意見や関心を自由に解放し伝えあうことができます。

　硬直した雰囲気を打破するためによく使われる方法に「笑顔」と「あいさつ」があります。笑顔で「おはよう、今日は一緒だね、よろしくお願いします」で始まるグループワーク前の会話があったなら、少し肩の力が抜けるのを感じることができるでしょう。授業の最後に「今日は一緒に気づけたことがあったね、ありがとう」で終われたなら、授業中に少々へこむことがあっても救われた気になれることでしょう。

　また、最近はマスクの着用が日常になっており表情がわかりにくいきらいがありますので、口元の笑顔だけでなく目元や眉の動きでの表現を意識すると、伝える力が倍増します。

(3) 共感力を高めるスキル

　グループで話し合いをする場面で必要となるのがコミュニケーション能力です。「コミュニケーション能力」というとき、あなたは何をイメージするでしょうか。意見を述べてうまく相手を説得する力が大事、と思うかもしれません。しかし、実際に有効なのはその逆です。コミュニケーションする相手がどんなことを感じ、伝えようとしているかを理解する力が必要になります。それを「共感力」ということができます。共感力の高いコミュニケーションを行うことで、グループのメンバーが考えていることや自分が感じ考えていることを、互いに受け入れていく素地が整っていきます。

一口に共感といっても、相手が発言したことと自分の認識が微妙に食い違っていた、とはよくあることです。また、自分の都合の良いように理解・解釈することも起きがちです。だからこそ、相手の発言を誤解なく理解するために確認したり、質問したりして、もう少し具体的なイメージの共有を求めて言葉にすること（言語化）を促す会話が必要になります。

　前原ら（2018）は、言葉を受け止めるときに意識したいのが5つの「きく」〜「聞く」「聴く」「訊く」「利く」「効く」〜があり、最初の3つ「聞く／聴く／訊く」を特に意識しようといいます。

　「聞く Hear」とは、「聴く」よりも受動的で、「相手が話すのを待つ」「相手が話し切るまで待つ」態度です。

　「聴く Listen」とは、「聞く」よりも能動的で意識的な態度となり、「相手が話しやすい雰囲気をつくり、うなづきや相づち、繰り返しや言い直し、アイコンタクトを適度に行うことになります。これらの態度を「傾聴」ということもできます。

　「訊く Ask」とは、メンバーに質問したり発言を促したりと、「聴く」よりも一層の関心を寄せて話に入って考えを引き出す態度となります。

　一方、発言するときには相手に察してもらうことを前提にせずに、とことん言葉で表現する努力も求められます。

　なんと言って表現しようか？

　どんな言葉を使おうか？

　相手に伝わる言葉だろうか？

　ボキャブラリー（語彙力）が足りなくて言い表せなくてもどかしい！

　そんな場面はいつだって起こり得ます。こんなときこそお互いに「聞く／聴く／訊く」力を発揮して、互いに表現を助け合うことにしてみませんか。

4. グループワークでの役割・学習計画・話し合い方を決めよう

（1）役割を取るスキル

　グループが2〜3人であれば誰からともなく話し合いを始めたり、個別にメモを取ることができます。しかしメンバーがより多い場合には、円滑なグループワークのために、司会、書記、タイムキーパー、発表者などの役割を設けて、経験回数などバランスが取れるように担い合いましょう。

司会役は、グループワークの目的を明確にして、メンバーの全員が活動に参加できるよう気配り、目配りをして発言や行動することを促します。少々目立つ役回りでもあるためついつい譲り合いがちですが、一緒に学ぶ仲間同士ですから恐れずに練習と思って経験を積んでいきましょう。

　書記役は、記録の内容をもとに発表者が全体に向けて発表したり、書記自らが発表役割を取ることがありますので、要約するとともに、読める文字で書き留めるよう努力しましょう。

　メンバーは司会によるワークの進行に協力し、グランドルールに則って共感的、傾聴的態度で参加しましょう。

(2) 時間管理・活動を計画するスキル

　グループワークでは時間配分を決めたり、成果報告が別の日の場合には集合して学習するスケジュールを決める必要があります。目の前のグループワークに与えられた時間が、例えば10分なら、最初の1分は個人ワーク、次の4分はペアになって意見を出し合い、さらに4分で全員に共有して意見をまとめ、最後の1分で発表に備える、といった具合です。

　成果報告の日が別日の場合、授業とは別に集合して学習する日時と場所を決めます。全員の都合を確かめ、誰かを置き去りにすることのないよう、誰かの無理の上に成り立たせることのないよう日時を調整し、場所を決めます。こうした調整は社会人になってからも頻繁に求められますので、今のうちから調整力をつけておきましょう。

(3) 思考と共有（Think – Pair – Share）のスキル

　グループワークで話し合うにはまず基礎的な知識や技術をもとに個人で考えることが大切と触れました。当日出されたテーマや学習課題が出されてグループで話し合うよう求められた場合、先の時間配分の要領で、個人で考える時間を確保しましょう。その後ペアで意見を共有して、より多いメンバー間で共有します。この「思考と共有」（Think – Pair – Share シンク・ペア・シェア）のスキルを使うと、能動的な考える時間を与えられてアイディアを仲間と共有することになります。ペアの相手からほめられたり肯定的に支持してもらったりすると、自分の考えをより大きな場で発表する前に自信をつけることができます。そして今度は全体に自分たちの考えを発表することでコミュニケーションスキルを向上させることにつながります（Ulrich and Glendon, 1999/2002）。

（4）空間を自由に使うスキル

　グループワークをするときには空間を有効活用しましょう。教室のように机が置かれているならアイランド型に向きを変えて話し合いましょう。お互いに顔の表情がみえて非言語的コミュニケーションを取りやすくなります。他にも、机を取り払って椅子を円形に並べるサークル型、共同で書き込むホワイトボードに向かう半円型などがあります。これまでも無意識に場を使ってきたかもしれませんが、空間をどう使うかによって学習の効率と効果はグッと変わってきますので、話し合いが活発になるよう空間を工夫しましょう。

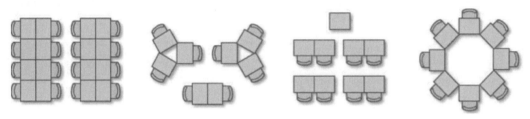

（参考画像　サンワサプライHPより）

（5）グループに貢献するスキル

　グループ内で自分に与えられた役割を果たすことや、話し合いに積極的に参加して発言することなどを意味します。自分の知識や技術、考えてきたことなどが元になってグループでの発言に結びつきます。教え合い学び合う姿勢で臨むことがグループワークを充実させる鍵となります。そこでの貢献度が低いと、グループワークの効果を得にくくなり、発言の乏しい寂しいグループワークになってしまいます。

　司会役はメンバーの発言を促したり、グランドルールを確認したり場合によっては全員の合意の上でルールを変更・追加する工夫をしましょう。役割に「盛り上げ係」を増やすなど、様々に工夫してみましょう。

Let's practice Think, Pair and Share ！　思考し共有しよう！

Think　授業を欠席した学生に今日の授業の内容をどのように説明するか考えよう．
Pair　　ペアになって，交互に考えたことを一人 30 秒で説明してみよう．相手の説明を聞いて良い
　　　　と考えたことを事実をもとにほめたり，肯定的な感想を伝えよう．
Share　ペアの説明を全体に向けて聞いてもらい，自分たちの説明が適切だったか意見をもらおう．
　　　　また，自分たちにない他の視点からの意見に耳を傾けよう．

文献

Barkley, E., Cross, K., & Major, C. (2005/2009)．安永悟（監訳），協同学習の技法 ― 大学教育の手引き．ナカニシヤ出版．

舟島なをみ（監修）．(2013)．看護学教育における授業展開．医学書院．

芳我ちより，舟島なをみ．(2007)．学生間討議を中心としたグループ学習における教授活動の解明 ― 看護基礎教育において展開される授業に焦点をあてて．看護教育学研究．16（1），17.

細谷俊夫（監修）．(1990)．グループ学習，新教育学大事典 2, 558-559，第一法規出版．

前原澄子，遠藤俊子監修．(2018)．よくわかる大学での学び方，78, 金芳堂．

本吉美也子．(2004)．看護学生の学習の取り組みに影響する要因の研究，札幌医科大学保健医療学部紀要（7），55-61.

内藤知佐子，伊藤和史．(2021)．シミュレーション教育の効果を高めるファシリテーター skills & Tips. 医学書院．

日本看護系大学協議会．(2018)．看護学士課程教育におけるコアコンピテンシーと卒業時到達目標，
　https://www.janpu.or.jp/file/corecompetency.pdf（2023.12.5 閲覧）

Ulrich, D., Glendon, K.（1999/2002）．高橋尚美（訳）．看護教育におけるグループ学習のすすめ方．医学書院．

第 9 章

ディスカッションスキル

　看護の授業は、教員の講義を聞く座学の授業だけではありません。学生が数人のグループに分かれ、互いに意見を出し合い、議論したり、プレゼンテーションを行ったり、グループで協力し、課題をクリアしていくグループワークがよく行われています。このグループワークでは、メンバー同士が本音で話し合いをするのですが、そこで「ディスカッションスキル」が必要になるのです。この章では、ディスカッションスキルについて、お話ししようと思います。

1. ディスカッションとは

　ディスカッションは、討論や議論という意味があり、英語の「discussion」が語源です。参加者は、決められたテーマに対して自由に意見を交わします。意見を交わすことが目的なので、2 人以上いればディスカッションは成立します。授業で取り入れる場合は、3 人以上でグループを作って行う「グループディスカッション」が一般的です。

2. ディスカッションの目的と意義

(1) ディスカッションの目的
　ディスカッションの目的は、共通の理解や解決策に向けて作業すること、問題を発見すること、課題に対する問題を発見することで、その原因の分析と解決策を見出すこと、複数人の意見を取り入れることで、より良い方法を発見することです。

（2）ディスカッションの意義

　ディスカッションの意義は、参加者が積極的に意見を交換し、意見の相違点や新たな課題を確認することを通じて、正しい結論やより良い解決策を見つけることができる共同作業であるということです。学校の授業でディスカッションを取り入れているのは、学生の自主性や協調性など、皆さんのさまざまな能力の向上にとても効果的であると言われているからです。それでは、ディスカッションを行うことで、どのような能力を伸ばすことができるのか、説明をしたいと思います。

3. ディスカッションを行うことで、身につく能力とは

（1）リーダーシップ

　ディスカッションでは、参加者がそれぞれ意見を述べ、最終的にはそれらの意見を一つにまとめなければいけません。そこで活発な意見交換を行うためには、リーダー（司会）の役割が必要となります。皆さんの考えるリーダー（司会）のイメージはどのようなものですか？　ディスカッションでのリーダー（司会）は、その場を仕切り、メンバーを引っ張っていくというだけではなく、メンバー全員から意見を引き出す、もし話がずれてしまった場合は、本筋に戻すなど、オールマイティーな能力が必要です。皆さんがこのリーダー（司会）という役割を繰り返し経験することによって、リーダーシップを養うことができると思います。最初はできなくても繰り返し行うことで、できるようになるので心配することはありません。

　リーダー（司会）の役割の中でも「チームメンバーの意見を引き出す：参加者全員が言いたいことを言えている」これがポイントとなります。ディスカッションをしようとしても一人あるいは数人が活発に発言する一方、自分の意見を否定されたら怖い、間違っているかもしれないなどと考え、自分の意見を話すことができない人や、考えがまとまった後でないと発言ができないという参加者もいます。また、話し合いに興味を示さない参加者がいることもあります。そのようなときには、あまりは発言していない参加者に対して、「○○さんは、△△という意見に対して、どのようにお考えですか？」と意見を引き出すことがリーダー（司会）の役割の１つです。そうすることで、活発に意見を言えている人の考えに流されるのではなく、発言の少ない人の意見も引き出せ、参加者全員が意見を言い、議論しているということになります。グループの中で発言力のある人の意見に偏るのではなく、全員が言いたいことを言えているということがディスカッションでは大切で

す。

　もちろんリーダー（司会）以外の人、すなわちメンバーは、無言を避け、積極的にディスカッションに参加しなければいけません。

(2) 論理的思考

　論理的思考（ロジカルシンキング）とは、物事を結論と根拠に分け、その論理的なつながりを捉えながら物事を理解する思考法です。日本語では「論理的思考法」と言います。物事を論理的に捉えながら話すことにより、聞き手にもわかりやすく伝えることができます。この論理的思考は、一朝一夕に身につくものではありませんが、段階を踏み、日々訓練をしていくことによって、身に付けることができます。学校での３～４年間でこの能力を身に付け、卒業するという目標でもかまいません。

　先ほど訓練と書きましたが、皆さんの場合は訓練＝授業や演習と考えてもよいかもしれません。看護学の授業では、自分の考えを相手に伝える場面がたくさんあります。その時、聞き手に「そうなんだ」「なるほど！」と言ってもらうためには、試行錯誤しながら自分の考えをまとめ、伝えることをできるだけやってみてください。日々の努力が、論理的思考を育ててくれます。授業時に教員が「○○について、どのように思いましたか」などの問いかけをすることがあります。他人事とは思わずに、手を挙げ、自分の考えを述べてみましょう。能動的な学修を心がけていくことが、論理的思考を育みます。

(3) コミュニケーション能力

　コミュニケーション能力とは、対人的なやり取りにおいて、意思疎通、協調性、自己表現能力のことをいいます。人との関係性を築く能力ともいえます。

　ディスカッションでは、相手の話を聞いているだけ、自分の考えをいうだけでは成り立ちません。両方ができてこそ、ディスカッションが成立します。相手の話をしっかり聴くことはとても大切です。でも、自分の意見を言わないで、一方的に相手の意見を聴けばよいというわけではありません。「もし、ここで意見を言ったら相手がどう思うのだろう」とか、「嫌な思いはしないかな」などと考えてしまうことがあると思います。そこで、自分の意見を述べる場合は、「アサーティブ」な表現をすることを心がけましょう。

　アサーティブとは、自分の要求や意見を相手の権利を侵害することなく、誠実に、率直に、対等に表現することです。つまりアサーティブ・コミュニケーションとは、お互いを尊重しながら意見を交わすコミュニケーションのことです。

　英表記はassertive。アサーティブネス（assertiveness）やアサーション（assertion）と

呼ばれることもあります。医療現場、特に「チーム医療」が大事な医療現場においては、アサーティブであることが重要視されています。このような考え方は、1950年代にアメリカで生まれましたが、日本で取り入れられるようになったのは、1980年代頃からです。アサーティブな表現とは、自分の気持ち、考えをその場にふさわしい方法で表現できることです。自分も相手も大事にして、主張はしっかり行うものの、相手を傷つけない、絶妙なコミュニケーション方法です。相手の主張を否定したり、自身の主張を無理に押し付けたりするのではなく、お互いの意見を尊重し、より良い結論に導くと言われています。

　アサーティブな表現ができるようになるとコミュニケーションの幅も広がります。学校では同世代の人ももちろんいますが、自分より年上の人もいることと思います。また、授業や演習で行うディスカッションでは、普段の学校生活の中ではお話をする機会がないクラスメイトとも関わることができます。たくさんの人とコミュニケーションをとることが、自分の成長につながっていくと思います。怖がらずに自分の考えをアサーティブに述べてみましょう。

(4) 協調性

　ディスカッションするうえで協調性と言われてもピーンとこないかもしれませんが、ディスカッションするときは、グループで協力して議論を進めることが大切です。先ほどアサーティブな表現について説明しましたが、他の人の意見を否定せず、受け入れられることが大切であり、自分の意見も主張しながら他人の意見も尊重しなければなりません。

　ディスカッションを行っていくうちに、もし突拍子もない意見が出てしまい、グループの人たちが沈黙してしまった場合どうでしょうか。この場をどうにかしなければと焦り、「それは違うと思います」と言ってしまいそうになることがあるかもしれません。そんなときは正面を切って相手の意見を否定するのではなく、一度その意見を受け入れるという柔軟性を持ちましょう。これがディスカッションでの協調性です。自分と違う意見を否定するのではなく、ディスカッションしている目的に向かって軌道修正できるように、お互いに協力しましょう。そのようにすることが、同じ目標の達成に向けて行動できる能力、すなわち協調性になるのです。

　ここで、ディスカッションとディベートの違いについて説明します。どちらも議論するという視点で考えると似ているため、勘違いしてしまう方もいるかもしれませんね。

　ディスカッションについては、前述に記載してありますので、ディベートについて説明します。広辞苑によるとディベートとは「あるテーマについて無作為に肯定側と否定側に分かれ、同じ持ち時間で立論・尋問・反駁を行い、ジャッジが勝ち負けを宣する討論」と

定義されています。簡単に言うとディベートの目的は「討論」、ディスカッションの目的は「議論」となります。こうして整理してみるとディベートの特徴が見えてきますね。調べたところ、大学の中でも法学部ではこのディベートが授業科目として開講されているようですが、看護系の学校では授業科目としてはまだないようです。もしかしたら、授業の一コマで行っている学校もあるかもしれませんが…。結論としては、ディスカッションとディベートは別物であるということです。

　ディスカッションする、「なんだか嫌だな…」そんな気持ちがあるのかもしれません。そもそも話すことが苦手という人もいますし、文章として書く方が得意という人もいると思います。また、現代はインターネットやSNSの普及により、面と向かって話すことが日々の生活の中で少なくなってきているのかもしれませんね。そのため、話慣れていない人もいるかもしれません。また、自分の考えや意見がまとまらない、伝わりにくいなど、今まで生きてきた中での小さな傷が心の中にあるために、一歩を踏みだしにくい状況の方もいるかもしれません。でも、安心してください。不安はみな持っています。ほんの少しの勇気と努力があれば、ディスカッションができるようになります。次にその努力について説明をします。

4. ディスカッションするための努力 ― 言葉を知る ―

　皆さんは、女優の芦田愛菜さんが年間に 100 冊以上の本を読むことを知っていますか。文部科学省の調査によると日本人の読書量は年間 12. 13 冊ということなので、芦田愛菜さんがいかに本を読んでいるのかということは言うまでもありませんね。なぜ、芦田愛菜さんのことを書いたかと言いますと、彼女の語彙力が素晴らしいと思ったからです。バラエティー番組やインタビューなどを見ても適切な言葉を使って、自分の気持ちを表現することができていると感じたことが何度もありました。そういえば、天皇陛下が即位したとき、15 歳の芦田愛菜さんが祝辞を述べていましたが、それに対して中学生とは思えない秀逸な言葉選びをしているなどと、インターネットで大絶賛されていたことが記憶に残っています。

　私がここで何を言いたいのかというと、ディスカッションするための努力とは「本を読む」ということです。頭の中にあることを表現するためには、語彙力が必要となります。言葉を知らないと稚拙な表現しかできないため、相手にうまく伝わらないことがあります。また、日本語はあいまいな表現が多く、それが日本語独自の繊細さをもっているなど

と表現されていることからも難しい言語なのです。大人の私たちでもまだまだ知らない言葉があり、辞書をみることも多々あります（正確に記載するとGoogleでわからない言葉は調べています）。

　皆さんは語彙力をあげるためにもジャンルにとらわれず、まずは本を手にすることから初めてみてください。最初は1冊を完読しなくてもよいです。そして、学校では教員から「○○という本があるので、ぜひ読んでみてください」と授業で紹介されることが多いです。その日のうちにすぐに図書館へ行き、本を読むことをお勧めします。語彙力がアップすれば、ディスカッションだけではなく、レポート課題にも対応できます。

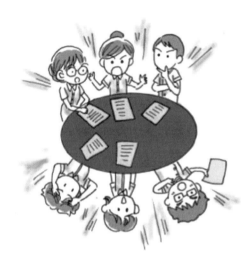

【文献】
川島みどり，杉本元子（2008）．看護カンファレンス，医学書院.
箕浦とき子，高橋恵（2018）．看護職としての社会人基礎力の育て方　第2版．日本看護協会出版.
平木典子，沢崎達夫，野末聖香．（2002），ナースのためのアサーション．金子書房.
人材育成・研修　お役立ち情報・用語集，2023-12-7 閲覧．https://www.recruit-ms.co.jp/glossary/dtl/0000000192.

第 10 章

プレゼンテーションスキル

　プレゼンテーションとは、「紹介」「説明」「説得」「報告」「発表」「表現」「提案」「提示」という意味があります。つまり、何らかの目的を達成するために聞き手に情報を提供すること、そして聞き手に行動変容をもたらすことをプレゼンテーションといいます。主にビジネス業界で使用されている言葉です。プレゼンテーションに近い言葉に発表があります。プレゼンテーションとの違いは、発表では聞き手の行動変容を求めていないことです。ですが、最近は発表も含めて人前で何らかの説明や報告をすることをプレゼンテーションというようです。ここではプレゼンテーションと発表は同義語とします。

　これまでも学習活動の成果を発表した経験があることでしょう。これからも看護を学ぶ方法として、また看護職になった時も看護実践の方法としてプレゼンテーションの機会が多くあります。学生の場合は、主な内容は学習の成果や研究発表で、個人の学習成果、グループ活動での学習成果を発表します。自身の個人の学習を他者に伝えることによって、学習した内容が定着します。また、情報を共有しディスカッションすることで、さらに理解を深めたり、次の学習の問いが発見されたり、自身の課題が明確になったりします。資料を作成し、説明することは労力を要します。しかし、その一連の過程が学びとなります。また、看護職は対象者へ日常生活や治療、健康な生活習慣に関して指導教育する場面があります。この時もプレゼンテーションスキルが必要です。つまり、看護学生としても看護職としてもプレゼンテーションスキルは必携です。これまでの学習発表などの経験を活かしつつ、発表から一歩進んだプレゼンテーションを目指しましょう。では、具体的に手順を説明しましょう。

1. 内容の吟味

　まずは、目的を明らかにします。

　これから行うプレゼンテーションで聞き手に何を伝えるのか、目的を明らかにします。

学習の成果発表のようなプレゼンテーションの場合は、あらかじめテーマが決まっている場合があります。その時はテーマに沿いつつ、自身が調べたこと、体験したこと、考えたこと、疑問などから一番伝えたいことを明らかにしましょう。伝えたいことがたくさんある場合やグループ活動の場合は、先にパワーポイントなどで資料を作成したくなる場合もありますが、発表する目的・内容が決まっていないと一貫性がなく、結局作成した資料が無駄になってしまう場合があります（それはそれで学びとなりますが）。発表時間も考慮し、原稿のアウトラインを作成しましょう。プレゼンテーション成功の秘訣は目的が明確であることと内容の吟味にあると言っても過言ではありません。これはレポートの構成と同じです。問題意識や背景があり、目的、本論つまり伝えたい内容、まとめで構成されます。プレゼンテーションは口頭で行います。資料は聴覚からの情報をわかりやすくするための視覚情報です。ですから原稿を作成し、次に資料を作成するのが理にかなっています。資料ありき（特にスライド）ではないので、注意しましょう。

2. プレゼンテーションツール

　プレゼンテーションツールには、聴き手に配付する配付資料と視聴覚補助機器、黒板ホワイトボード、スライドなどがあります。

(1) 配付資料（ハンドアウト）
　配付資料は、原稿のアウトラインに沿って内容の要約や表・図などを載せて口頭での説明を補完するものです。パワーポイントでは小さくてわかりにくい表や図も大きく載せることができます。他にパワーポイントのスライドを配付資料とする場合もあります。この場合、スライドを追うことができメモが取りやすい反面、聴き手は手元の資料を見るので下を向くため、話し手は聴き手の反応がわかりにくいというデメリットがあります。

(2) 視聴覚補助機器
　現代ではパソコンのプレゼンテーションソフト（パワーポイントなど）を使用するのが便利でしょう。口頭での説明と同時にその内容を文字化して表示でき、聴き手の聴覚情報を視覚で補うことができます。反面、視覚情報が多いと文字を読もうとするので、理解が追い付かない、メモがとれないなどの場合があります。
　以下にパワーポイント作成時のポイントを示します。

- 1枚のスライドに情報量を適切に：情報を詰め込みすぎると説明が長くなり発表時間をオーバーする危険があります。
- 適切な文字の大きさに：会場やスクリーンの大きさによりますが、24〜32ポイントが適当でしょう。
- 背景はシンプルに：背景の色やデザインがカラフルだと肝心の情報がわかりにくくなります。
- アニメーションは効果的に：パワーポイントは1枚に瞬時に文字情報が表示されます。順を追って説明したいときはアニメーションが効果的です。ですが、そのアニメーションは本当に効果的か吟味しましょう。
- 発表時間にあったスライドの枚数に：情報を詰め込みすぎると同様に発表時間をオーバーする危険があります。

(3) 発表原稿

　発表原稿は必ず必要なものではありません。発表原稿があるとそれを読むことになりますので、あとで示すパフォーマンスに影響します。しかし、ないと不安や緊張が増してしまったり、グループでのプレゼンテーションの場合は担当や配分を間違ってしまったりする危険があるのであったほうが無難でしょう。また、話す速度は一分間に300字程度が聞きやすいとされています。プレゼンテーションには与えられた発表時間がありますので、その時間を越えないように原稿を作成するとよいでしょう。その際は、以下の点に気をつけましょう。

- なるべくシンプルに短い文章にする
- 接続表現（p.29　表レポート・論文で使う接続表現と文末表現参照）を用いる
- 文字を大きめにして、段落のはじまりをわかりやすくする
- 「私は…」「私たちは…」を多用しない

3. パフォーマンス

いよいよ発表です。
聞き手に想いが届くように誠実に取り組みましょう。

（1）心構え

　誰しも人前で話すことは緊張します。それは聴き手の反応が怖いからです。これまでの取り組みが聴き手に伝わるか、関心を持って聞いてもらえるか心配したり、緊張したりするのはむしろ人間の自然な反応です。

（2）ゆっくり大きな声で

　一番避けたいのは、下を向いて原稿を読むということです。下を向いてしまうと声が小さくなります。また、緊張すると早口になります。解決の方法は、発表を始める前に会場全体を見渡し、深呼吸をしてみましょう。伝統的な方法ですが、意外と効きますよ。

　また、事前の準備では原稿を何度も読んで自分のものにすることです。ここで内容の吟味の良否が発揮されます。充分に吟味された内容であれば、ある程度内容が頭にありますので心に余裕ができます。ありがちなのは、内容が多すぎて、発表時間内に終わらない、だから時間内に発表できるように早口で話そうという作戦です。これは、今までの努力が報われないので、ぜひ避けましょう。

（3）視線をあげよう

　原稿を何度も読み練習しました。いよいよ本番です。できれば、ときどき顔をあげて、聴き手に視線を向けましょう。頷きながら聞いている聴き手を発見できれば、安心でき、その後パフォーマンスがよりよくなるでしょう。首をかしげたり、難しい顔をしたりしている聴き手がいてもそれは気にせず、自分のペースを守ればOKです。プレゼンテーションはコミュニケーションですから、聴き手も話し手の一生懸命な様子が分かれば応援の気持ちなどがうまれ、場の雰囲気が良くなります。

（4）身だしなみ

　授業の一環として行われるプレゼンテーションは普段の服装でよいでしょう。張り切っておしゃれ（いわゆる派手な服装）をしすぎると場にそぐわず、聴き手が発表に集中できなくなる場合があります。髪型も重要です。特に前髪は話し手の印象に影響します。目元が隠れたり、発表中に前髪をかきあげたりするのは印象が悪くなります。プレゼンテーションの位置づけによっては、スーツなどフォーマルな服装が求められる場合があります。

　準備が整ったらリハーサルを行いましょう。チェックリストを用いてチェックし、ブ

ラッシュアップを図りましょう。

4. 聴き手の役割

　プレゼンテーションは一見、話し手が一方的に情報を伝えるようにとらえられがちですが、必ず聴き手がいますからコミュニケーションです。ということは、プレゼンテーションが成功するか否かは聴き手にも半分の責任があります。

　聴き手の役割は積極的に聴くということです。具体的には、うなずく、メモをとるなどです。うつむいていたり、頬杖をついたりした姿勢では、積極的に聴いているとはいえません。メモをとりながらもう少し詳しく聴きたい点や疑問点を考えながら聴くと、のちの

プレゼンテーションチェックリスト
● パワーポイント
☐ リハーサルをしたか
☐ 絵や文字が多すぎないか
☐ スライドの枚数は多すぎないか
☐ アニメーションなどは間違いないか
☐ 一目で見てわかりやすいスライドか
☐ 過度で不要な画像やアニメーションは入っていないか
● ハンドアウト
☐ 名前や日付はあるか
☐ 全体としてきれいで見やすいか
☐ 全体の構成がわかりやすいか
☐ 要点が伝わる書き方になっているか
☐ 適切な箇条書きができているか
☐ 見出しがはっきりしているか
● 発表の内容
☐ ポイントがわかる工夫をしているか
● 発表の仕方
☐ 下を向いていないか
☐ 大きな声ではきはきと話しているか
☐ 早口過ぎないか
☐ 原稿の棒読みになっていないか
☐ 語りかける気持ちでわかってもらおうという気持ちで話しているか
☐ 途中で止まっていないか

菊田. 北林（2006）

ディスカッションも活発になります。

5. 質疑応答・ディスカッション

　発表が終わったら質疑応答を行います。話し手はどんな質問があるかドキドキしますね。質問があるということは聴き手が関心を持ったという証拠です。質問があることで、発表では充分に伝えられなかったことを伝えられる機会となります。また、質問にうまく答えられないときは、それが不足している点あるいは深められる点ですので、今後の学習に活かしましょう。

　一問一答で終了する質疑応答に出会うことがあります。疑問が解決されたならそれでよいのですが、たまに質問と回答がかみ合っていない場面があります。重ねて質問したり、質問者が理解したことを確認したりすることで有意義なディスカッションになる場合があります。プレゼンテーションは発表だけでなく、質疑応答も含めてプレゼンテーションです。活発な質疑応答があった後には、一体感や達成感があることでしょう。

◆ コラム

先輩からのメッセージ

　病院で受け持ち患者さんを担当して実習する場合は、自分がどんなことを患者さんに行いたいと考えているかを指導の看護師さんに説明します。これもプレゼンかなと思います。実習のカンファレンスでも受け持ち患者さんの紹介とかプレゼンがあります。カンファレンスの時に質問があるとめっちゃ勉強になります！！！

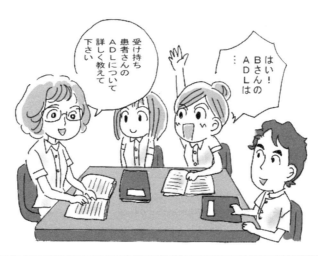

以上、プレゼンテーションについて述べてきました。

　プレゼンテーションでは、3つのスキルが求められます。1つは話すスキル、もうひとつは資料作成のスキル、そして聴くスキルです。一人ひとり得意、不得意がありますが、学年が進むに従い、どのスキルも向上していくことを期待します。

文献

菊田千春，北林利治.（2006）.大学生のための論理的に書き、プレゼンする技術（pp.176-77）.東洋経済新報社.

前原澄子，遠藤俊子（編）.（2014）.看護学生のための　よくわかる大学での学び方　スタディ・スキル／キャリア・デザイン／プロフェッショナル・スキル.金芳堂.

松本茂，河野哲也.（2015）.大学生のための「読む・書く・プレゼン・ディベート」の方法，改訂第二版.玉川大学出版部.

佐藤望（編）.（2006）.アカデミック・スキルズ —— 大学生のための知的技法入門.慶応義塾大学出版会.

第 11 章

看護カンファレンス

1. 看護におけるカンファレンス

(1) カンファレンスとは

　カンファレンス（conference）は、意見交換や情報共有を目的とした集まりや会議を指す英単語です。「相談」、「協議」、「会議」、「打ち合わせ」とも訳されます。カンファレンスは参加している人の利益のために行われ、参加者全員に対等な権利と責任が与えられます。

　私たちが看護活動を行うとき、集団がもっている目的や目標を達成するためにメンバー同士が効果的にコミュニケートできる場が必要になります。このような場を状況に合わせて「カンファレンス」や「ミーティング」、「会議」、「話し合い」と呼んでいます（杉野、2008a）。

　看護カンファレンスとは、看護職者が集まって患者さんの健康回復のためにどのように看護するか意見を交換したり、方針を決定したり、看護実践を評価する場、となります。

　学生のみなさんの場合、こうしたカンファレンスを臨地実習で「実習カンファレンス」、「学生カンファレンス」として経験することになります。

　川島（2008）は看護の視点でのカンファレンスを次のようにいいます。「話し言葉による集団の中の意思の通じ合いの場」で、「単なるおしゃべり会とは違って、あくまでも"公的なコミュニケーションの場"」である。「したがって、専門職としての確かな情報に基づき、患者へのよりよいケアをめざして、さまざまな提案およびそれに関連した討議が行われる」と。グループワークやディスカッションと同様にここでも「言葉」を用いたコミュニケーションが鍵となります。伝えるべき情報、状況、場面や景色を誤解なく伝える表現力、メンバーの意見を「聞く／聴く／訊く」力が求められ、活かされることになります。

　学生カンファレンスは「必ずしなければならない」わけではありません。実習に臨んでいるとおのずと体験する「こんなときどうしたらいいのだろう」といった出来事や疑問

を、一人で抱え込まずにメンバーと状況を共有して問題解決を図るための手段として用います。カンファレンスを開くこと自体は目的ではなく、何かしらの課題に対して最適解を導く一つの手段・方法である、ということです。

(2) カンファレンスの意義と目的

実習におけるグループ学習では、学生カンファレンスは重要な学習機会となります。

カンファレンスの意義は、お互いに協力し合って学習する態度を身につけたり、グループで思考するうちに個人の思考を高めることが期待される（佐藤他、2014）、協同学習の場とするところにあります。

川島（2008）はカンファレンスの目的を次のようにいいます。

---

① 個人の体験をグループで共有し、グループ全体の技術水準・感性を高める
② 個々の患者への看護計画の妥当性の検討
③ チームメンバーの意思統一をはかり、効率的な看護実践を目指す
④ 共同学習による新知識の習得
⑤ 患者の見方を育てる
⑥ 他職種との連絡調整

学生のみなさんの実習カンファレンスも同様ですね。実習で実施した内容をふりかえり、経験や情報をお互いに共有して吸収し合います。そして、実習が終わる頃にはグループ全体で成長していることが期待されます。

カンファレンスで目指すのは、問題の解決、意思の決定、さまざまな観点から考えるクリティカル・シンキングの技術を伸ばすこと、実習での体験を報告して、あなたが行ったアプローチの他にどのようなアプローチが考えられるかアセスメントして他者から学ぶこと、などがあります。

カンファレンスは、考えをまとめて言葉にするトレーニングの機会になります。口頭によるコミュニケーション・スキルを向上させたり、グループワークのスキルを伸ばしたり、困ったことや戸惑ったことなど自分の感情や関心事を表現して学生同士でサポートし合う体制（システム）を発展させて、実習目標に到達することを目指します（Gaberson and Oermann, 1999/2005）。

カンファレンスで目指すこと
○ 問題を解決する
○ 明確な目標に向かってアイディアを交換する
○ さまざまな観点から考えるクリティカル・シンキング技術を向上する
○ 口頭でのコミュニケーション技術を向上する
○ 学生同士でのサポートシステムを発展させる

Gaberson and Oermann（1999/2005）より

実習での学生カンファレンスには、目的別に次のような種類があります。

○ ショートカンファレンス：実習活動の振り返りから疑問に感じたことなど
○ 中間カンファレンス　　：実習中期に開催し、実習の前半の学びや気づきを共有し後半の実習への課題を解決する
○ 最終カンファレンス　　：実習の終盤・最終日に開催する

2. カンファレンスガイド

(1) 基本的な姿勢

1) 議題を明確にする

　カンファレンスの議題を決めましょう。カンファレンスでは論点を焦点化することが原則です。何を話し合うのか決めておくことで論点から逸れずに思考し、意見を述べあうことができます。議題が定まると、カンファレンスの目指すゴールに向かうことができます。

　議題にあげるには問題意識があることが前提となります。「そういえば、あのときのあれはなんだったのだろう」とか、「どうして〜だったんだろう」とか、「あれ？これで大丈夫かな？」と感じるところから始まります。なんとなく違和感があったのに「きっと、こういうものなのだろう」と自分の感性に蓋をする必要はありません。たとえ自分では些細なこと、小さなことと感じる出来事でも、「ちょっと気になった」などの違和感を口にしてみると、案外、他のメンバーも似た体験をしていたとわかることがあります。

　議題を明確にするときの視点として、患者さんの安全に関わる場面など差し迫った問題を体験した場合や、一人で考え意思決定するよりグループの力を借りたほうがよい案に出会えそうに思った体験、実習で体験して有効だと実感した看護実践からの気づきの共有などがあります。与えられた時間のなかで話し合える内容かどうかも大切になります。

2) 事前に準備する

カンファレンスの議題を事前に知らされたら、その議題のねらいの理解に努めましょう。カンファレンス終了後にどうなっていたいのかを明確にすることができます。

「…について」など、議題のテーマが大きすぎて焦点がぼやけていると感じたら、議題を提案した本人に確かめておきましょう。

事例カンファレンスの場合には、事前に教科書や参考書を開いて疾患や発達課題など、患者さんの理解に関係する知識を入れておくと視点が広がるとともに、根拠をもとに話し合いを進めることが可能になります。

カンファレンスに教科書などの文献などの持ち込みもOKです。わからないことがあったら確かめながら意見を述べることは、曖昧な知識や記憶をもとに論じるよりずっと信頼できる方法となります。

カンファレンス用の資料やレジュメが必要かどうかは実習先や学校によって異なりますので、事前に確認しておきましょう。

3) 参加は積極的に

まずは発言しましょう。意見がなくても「うんうん」「そうなんですね」と声にしたり、他のメンバーの発言の理解を深めたり報告内容をイメージで捉えられるように質問して確かめることもよい方法です。発言者がみてきた景色を自分のなかでありありと再現できるように、「もうちょっと聞いてもいいですか」など、補足を求める目的の質問もよいです。

カンファレンスには実習指導者や教員が、時には師長などの組織管理者が同席することがあり、「みられている」、「変な発言をして注意されるかも」、「評価されているのではないか」など考えすぎて緊張することもあるでしょう。けれども、そんな心配は無用です。学生カンファレンスはそこに参加している実習生の利益のために設けられた場ですので活用しない手はありませんし、実習指導者はみなさんが自由な雰囲気で話し合いを持てるよう見守っています。

カンファレンスでは、自分の言葉で発言しましょう。漠然としてうまく言い表せないこともあるでしょう。そのように「う〜ん」と考え込んでいるメンバーがいたら、「それはこういうこと？」と尋ねてみて、問いと応答を繰り返すうちに、漠然としていたことが自分の言いたいこととしてはっきりしてくることがよくあります。実習指導者も言いたいことを引き出すやりとりに力を貸してくれます。そうやって、言葉にする、言語化することをトレーニングと思って取り組み、口頭で自分の考えを表現する能力を伸ばしていきましょう。

また、参加しやすい、発言しやすいようお互いの顔を見渡すことのできる座席の配置に

するなどの工夫もよい方法となります。

4）よく聞く

カンファレンスでは発言と同じくらい大切にしたいことは、「よく聞くこと」です。話を最後まで聞く、話を遮らない、話し手の言いたいことの理解に努める、発言者の感情や価値観までも受け止めるつもりで聞くことです。

他者の話を聞くとき、話し手が使う言葉や表現はいつでも了解可能、というわけにはいきません。どの人も過ごしてきた背景が違うわけですから、みている景色や感性、表現する言葉も違っていて当然です。だからこそ、誤解なく理解できるよう「聞く／聴く／訊く」力を発揮しましょう。

そのうえで、話を聞いていてどうしても言わなければいけないことは躊躇せず、タイミングを逃さずに発言しましょう。例えば、論点がずれていたり、間違った情報だったり、話が脱線したときなどは、流れを変えるための発言をすることも必要になります。

(2) 進め方

カンファレンスは会議であり、何かを決めるために集まって話し合うことです。カンファレンスの目的の達成は、参加者がそれぞれの意見を、言葉で表現することによって成立します。そのカンファレンスの運営にあたってそれぞれの役割を確認しましょう。

1）役割を決める

カンファレンスの前に、グループ内で役割を決めておきましょう。あらかじめ決めておくと、「私は実習2日目の司会者だ。議題を決めるための仲間との相談の時間を行動計画の中に入れておこう」など、心の準備だけでなく行動にゆとりを持つ工夫を考えることができます。

担う役割はカンファレンスの目的に対応していることが望ましいです。例えば、司会者が課題（話題）提供者を兼ねると、それぞれの発言が混乱しやすくなり、発言機会が増えて意見に偏りが生じることもあります。この場合は、司会者を別に立てて課題（話題）提供者の支援にまわると、うまく進めることができます。

実習での学生カンファレンスでは役割を取ることがトレーニングの機会となりますので、経験の偏りを少なくする努力も必要となります。メンバー間で公平になるように調整しましょう。

①司会者

カンファレンスの進行をリードする、リーダーシップをとる役割です。司会者に求められる事前準備は次の通りです。

○ 何のために開くか、議題を明確にする
○ 参加者は議題にどのくらい関心が高いか確認しておく
○ 出席予定者に、日時、会場を伝える
○ 時間管理など、どのように進行するか見当をつけておく
○ 記録をとるか、誰に頼むか決める
○ 関係者と議題など必要な打ち合わせをしておく

　司会者は、自分自身のリーダーとしての権限を行使するのではなく、メンバーが発言する自由な裁量の幅を広げるためにカンファレンスをリードする力の発揮が求められます。
　司会者に集団の感情に敏感で配慮できる力があると、参加者が話しやすい雰囲気をつくることができます。具体的には以下のようなはたらきをします。

○ 進行を管理する　　　：カンファレンス全体の流れのコントロール、時間管理、全員が発言する時間の確保。
○ 議題の展開とまとめ：議題にそって意見交換し、時折、要約しながら方向性を示す。

②課題（話題）提供者
　カンファレンスのはじめに議題に関して調べたことや自分の考えなどを報告し、話題を提供します。必要であれば資料等を準備して、参加者がよく分かるように説明します。
③書記・記録係
　カンファレンスでの議論や意見の要約を記録します。必要時、司会者に記録内容を提示して、進行を手助けします。
　参加者個人でメモを取ることで十分な内容の場合もあります。フォーマルな記録を残さなければならないのは、カンファレンスの場で検討したり、吟味した情報や結論、決定事項を、共通認識としてメンバーが日々認識したり行動できるよう求められる事柄についてはいつ、何度でも見返せるように記録・保存が必要となります。
④参加者（メンバー）
　上記3者以外にカンファレンスに参加する人をいいます。カンファレンスに集まった参加者は一人ひとり価値観が違い、意見も同じとは限りません。多様であることを大切に考え、自分と異なる意見にもしっかり耳を傾けましょう。意見の共通点や他者の発言に同意する場合には、それを明示すると、話し合いの自由度を上げ、雰囲気をやわらげることができます。

2）議題を決める

議題は、明確で、絞り込んでいることが肝心です。そのためにもカンファレンスの「ねらい」を定めることが有効です。例えば「明日、洗髪台での洗髪を予定しているけれど、今日実践した人の体験を聞いて備えたい」といった情報をこのカンファレンスで得たいのか、患者さんとのコミュニケーションにおける関わり方のバリエーションのアイディアを募るのか、患者さんの理解の助けになる視点がほしいのかなど、前もって明らかにしておきます。

3）実習指導者へ議題を報告する

カンファレンスの議題が決まったら、事前に教員、実習指導者へ動機とともに報告します。報告することによって、実習指導者はカンファレンスの目的の達成に向けて進行をサポートしたり、適切な助言を準備することができます。

（3）カンファレンスのスケジュール

カンファレンスを進めるためのおおまかなスケジュールは以下の通りです。

①	議題の発表と予定時間	事前に決めておいた議題、カンファレンス全体の所要時間とその内訳の時間を明確にして、参加者に協力を求める。
②	報告・発表・意見交換	議題にそった情報や意見を報告・発表し、これを受けて参加者はお互いに意見やアイディアを交換する。
③	まとめる	議論を要約する。
④	実習指導者からアドバイスを受ける	時間内に助言を受ける時間を持つ。参加者が気づいていない、見落としている視点でフィードバックを受けることで、考えや理解が深まる。「まとめ」の前にすることもある。

最後に参加いただいた実習指導者への御礼とクロージング（閉会）の挨拶で締めくくりましょう。

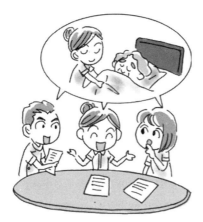

3. カンファレンスでの留意点

　限られた時間で参加者の発想力・創造性を余すところなく引き出せたなら、そのカンファレンスは有意義で満足度の高いものになるでしょう。次の３点「時間の管理」「話しやすい雰囲気」「異なる意見に出会ったときの対応」を心がけましょう。

時間を管理する	話しやすい雰囲気にする	異なる意見に出会ったとき
○ 時間を意識する ○ 議題や学習目標にそって発表を準備する ○ 話の脱線を避ける ○ 適宜資料を配布し活用する	○ お互いの顔が見える位置に席を設ける ○ 他の参加者の表情をみて、発言をよく聞き、意見を尊重する ○ 自分の言葉で話す ○ 話の緊張を和らげる	○ 発言者の主張を最後までしっかり聞く ○ 違う意見にも敬意・理解を示す ○ 「人」ではなく「内容」を批判・評価する（クリティカルに考える） ○ 発言者の言葉の裏にある感情に気づく ○ 受け入れられる点がないか積極的に探すつもりで聞く ○ 相手の言い分を誤解なく理解できているか確認する

杉野（2008b）より

4. カンファレンスを記録する

　カンファレンスの記録は、個人的なものから所属集団のメンバーのための公的な性質を持ったものに大別されます。

　カンファレンスの基本姿勢で、議題を明確にして臨みましょうと述べました。話し合いを経て結論が導かれますので、出された意見や討議のプロセス、結論をあとで見返して確かめることができる記録が求められます。また、欠席した人もカンファレンスの内容を知ることができるように記録を取ります。

　記録のコツとして「5W1H」を意識すると、情報が整理された活用されやすい記録になります。

Who	参加者の名前と役割（司会など）
When	カンファレンスの開催日時、所要時間
Where	カンファレンスの会場
Why	カンファレンスを開催する目的、動機
What	意見、議論の内容、討議して決めたこと、実習指導者からの助言など
How	決定内容にどのように取り組むか、どのように実践に反映するか

記録は詳細を省いて要点を押さえることで、情報を素早く読み取ることができます。読み手に伝わりやすい表現を用いることを心がけましょう。

　記録の書式には決まったものはありませんが、テンプレート（定型文書）があると効率よく記録できるだけでなく、記録漏れの防止に役立ちます。読み手にとっても、どこに欲しい情報があるかをさっと見つけることができます。

文献

Gaberson, K., Oermann, M.（1999/2005）．勝原裕美子，増野園恵，井上真奈美，他（訳），臨地実習のストラテジー．199-222，医学書院．

川島みどり．（2008）．看護におけるカンファレンス．川島みどり，杉野元子（編），看護カンファレンス．第3版，9-59，医学書院．

村上舞．（2023）．看護学生のためのカンファレンスガイド．ナース専科．
https://recruit.nurse-senka.com/html/content/article/1610 （2023.12.5 閲覧）

佐藤みつ子，宇佐美千恵子，青木康子．（2014）．看護教育における授業設計．第4版，119，医学書院．

杉野元子．（2008a）．カンファレンスの基本要素．カンファレンスの運営，川島みどり，杉野元子（編），看護カンファレンス．第3版，61-81，医学書院．

杉野元子．（2008b）．カンファレンスの運営．川島みどり，杉野元子（編），看護カンファレンス．第3版，83-116，医学書院．

第 12 章

看護技術の学び方

　看護職になるためには看護技術を学びます。看護技術と聞くと注射や採血をイメージすることが多いでしょう。確かに注射や採血は看護技術です。さらに看護技術とは患者さんやその家族、看護の利用者さんに看護を提供する時に用いる技術全般のことです。

　これから出会う患者さん、看護の利用者さん、その家族はすべて「看護の対象」です。この章で'患者さん'と書かれてあるところは、「看護の対象」に合わせて、患者さん、家族、看護の利用者さんに置き換えて読んでいきましょう。

　日本看護科学学会（2011）看護学を構成する重要な用語集（第9．10期）によると、「看護技術とは看護の問題を解決するために、看護の対象となる人々の安全・安楽を保証しながら、看護の専門知識に基づいて提供される技であり、またその体系をさす。看護技術は目的と根拠をもって提供されるものであり、根拠に基づく専門知識は熟練・修練により獲得され、伝達される。また、看護技術は、個別性を持った人間対人間の関わりの中で用いられるものであり、その時の状況（context）の中で創造的に提供される」と説明されています。その時の状況（context）の中で創造的に提供されるということは、看護技術の提供は一回、一回その時の状況により異なり、決まりきったパターンではなく、その時の患者さんの状況に合わせて行われるということです。ここが看護の醍醐味であり、難しいところです。さらに看護技術には「看護過程を展開する技術」「観察技術」「対人関係の技術」「生活援助技術」「診療に伴う援助技術」があります。まずは学内の講義と演習でこれらの技術の基本を学びましょう。

1. 看護過程を展開する技術

　この技術は患者さんに直接何かを行う技術ではありません。患者さんを観察して事実を分析したり、解釈したりしてその患者さんに必要な援助が何であるかを判断します。そして、どのように援助するか具体的な計画を立てる技術です。ですから、専門知識に基づい

て現象の意味や原因、治療やこの状況の行く末などを考えます。そのため、思考の技術ともいわれます。専門知識が必要であり、低学年では難しいと感じますが、一定の考え方がありますので、それを身につけると患者さんを理解し、必要な援助内容を判断することができます。実は看護職にとって<u>この技術が最も重要</u>です。知識に基づいて事実を分析し、援助を計画し、実践し、実践結果を評価してさらに患者さんにあった援助を検討します。

　授業では看護過程の考え方を学び、次に事例を使って学びます。基礎看護学実習で1人の患者さんを受け持ち、看護過程を展開する技術を使って看護援助を行います。看護過程を展開する技術を用いるに先駆け、次に述べる観察技術や対人関係の技術が必要となります。

2. 観察技術

　みなさんはこれまでの学校生活の中で植物や動物を観察したことがありますね。物事を注意深く見ることやその特徴や変化をとらえることを観察といいます。体温や血圧を測定する技術は観察技術です。ほかに聴診器を用いて身体内部の音を聞いたりします。これらはフィジカルイグザミネーションといいます。一定の方法で全身の形態と各器官が適切に機能しているか、痛みなどの症状がないか観察します。ですから、解剖学・生理学（形態機能学・人体構造機能論など科目名はさまざまです）の知識が必要となります。フィジカルイグザミネーションで得られた情報を分析・解釈（アセスメント）することをフィジカルアセスメントといいます。さらに、日常生活で不自由していることはないかなども観察します。

　また、看護過程を展開する技術で立てた計画に基づき、実践前に計画した援助が実践できるか観察し判断します。援助の実践中は患者さんが安全であるか、安楽であるか、苦痛がないかなどの視点で観察します。実践後は患者さんの反応を観察し、実践した援助は適切であったか観察します。これらは体の仕組みや病気の知識、治療の知識を踏まえて観察します。観察したことは、報告したり、記録したりします。

3. 対人関係の技術

　対人関係の技術は、コミュニケーション技術といったほうがわかりやすいですね。

　コミュニケーションは日常生活でも自分の意思を伝えたり、相手の考えを聞いたり、お互いを理解したり、良い関係を築くために大切です。日常生活においては、コミュニケーションを意識することは少ないかもしれません。しかし、看護においては単なる会話ではなく、患者さんを理解し援助の必要性を考え、援助するための技術です。特に心理的な面や社会的な面を理解するために必須の技術です。コミュニケーションで、どのような情報を得たいのかを考え、意図的にコミュニケーションをとります。つまり目的があることが重要です。目的を達成する、すなわち援助に必要な情報を得るために、いくつかの技法を使って質問します。また、患者さんを理解するためには、質問やそれに対する返答だけでなく、表情や声のトーン、大きさ、話す速さ、うなずきや姿勢など多くのことを観察し、その人の心理状態や気がかりなこと、言いたいことを考えながらの話を聞きます。そして、次の質問や感じたことを表現します。

　患者さんを理解するためのコミュニケーション以外に、看護チームにおける看護職同士のコミュニケーションや医師や薬剤師・理学療法士・作業療法士・言語療法士・栄養士・メディカルソーシャルワーカーなど様々な医療チームメンバーとのコミュニケーションがあります。患者さんの情報を共有し、それぞれの専門性を活かしつつ、最善の医療・看護を提供できるように話し合います。

　コミュニケーションは患者さんを理解したり、チーム内で情報を共有したりするために用います。相手に自分の考えが伝わるように、相手に応じた言葉選びが重要です。医療者間では専門用語を用いますが、患者さんにはその人が理解できる言葉で話すことがコミュニケーションのポイントです。日常生活の中でも少し意識してコミュニケーションしてみると発見があるかもしれません。

4. 日常生活援助技術

　日常生活行動は人が生きていくために日常行っている動作です。具体的には起き上がる、歩く、座るなどの動作や食べる、排泄する、体をきれいにするなど日常行っている行動です。日常生活援助技術は患者さんがこれらの行動ができなくなった時に用いる技術で

す。患者さんの状況にあわせて、すべてを援助する全介助とできないところだけを援助する部分介助があります。これらを見極めるためには、先に述べた「看護過程を展開する技術」を用います。

5. 診療の補助技術

　医師の治療や診断などの補助をする技術です。具体的には、採血や各種検査の介助、注射などの医療処置を伴います。そのため、専門基礎科目である解剖学・生理学（形態機能学・人体構造機能論など科目名はざまざまです）や薬理学の知識も必要となります。

　以上、5つに分類された技術について説明しました。患者さんに直接かかわる技術に関して、厚生労働省から具体的技術項目と卒業までの演習での到達度、実習での到達度が示された「看護師教育の技術項目と卒業時の到達度」（厚生労働省、2023）があります。

6. 看護技術、どのように学ぶ？練習する？

　看護技術にはどのような技術が含まれているか、わかりましたか？　看護技術は講義・演習で学びます。「基礎看護技術学」や「日常生活援助論」などが看護技術を学ぶ科目です。臨地看護学実習では講義・演習で学んだ看護技術を患者さんへの援助として行います。前述しているように看護技術の対象は人間である、という特徴があります。患者さんがからだもこころも健康であるように、その方らしい生活が送れるようにするため看護技術を用いるのです。看護技術を習得するためには講義・演習・実習・練習の4つの方法があります。教室で学ぶだけではなく、その方法を覚え演習を行うこと、実際に練習することがとても大事です。ここからは、看護技術の講義・演習・臨地看護学実習での学び方、練習の方法を説明していきます。

（1）看護技術の講義
　看護技術の講義は他の科目と同じように教科書、資料を用い行われます。講義では「看護技術の目的」「看護技術の方法」「患者さんへ及ぼす影響」などを学びます。講義の順番は学校により異なります。講義内容が教科書のどこに掲載されているかを確認し、学習し

ていきます。教科書は看護技術の項目ごとにインデックスをつけておくと便利です。演習のとき、復習や練習するとき、テスト勉強をするとき、見たい内容をすぐ確認できます。

(2) 看護技術の演習

　看護の演習での学び方は、高校での学び方とは違いがあります。まず、学ぶ場所です。どの学校にも「○○看護学実習室」というような実習室があります。実際の療養生活をイメージできる学習環境として、病院で患者さんが使用するベッドやテーブルがある実習室、自宅のようなイメージでキッチンや居間、和室がある実習室もあります。

　演習では3〜4名程度のグループで学ぶことが多いでしょう。グループメンバー同士で患者役を設け、看護技術を実施します。実施者、患者役以外の学生は観察者を行い、これらを交代しながら学習します。看護技術を実施する際は、手順を間違えないようになど自分が行うことで精いっぱいになることがありますが、観察者が安全・安楽の視点で観察し伝えることで、客観視することができます。また、患者役の体験は「もう少し声をかけて欲しかった」「ベッドが揺れた。本当の患者さんだったら驚くかも」など患者さんの心理の理解につながります。患者役の意見や観察者が気付いたことをグループで共有し、患者さんに適したより良い援助についてグループで考えます。

　また、演習の予習も大切です。看護技術を行うときは頭で考え、体を使います。教科書を何度も読んだ後、教科書を見ずに頭の中でイメージトレーニングを行うことも有効です。予習をしっかり行うと、演習の気づきが増え、教員からの助言の理解が深まります。

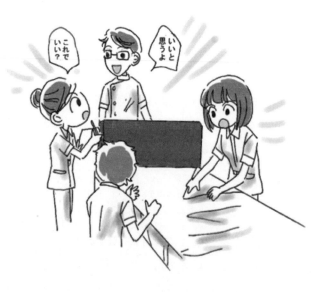

(3) 実習で学ぶ看護技術

看護師は患者さんの安全・安楽・自立・自律を踏まえ、看護技術を用い、援助を行います。病院実習で行われている看護援助を見学すると、「学校で習った方法と同じではない」「教科書には書いていないことを行っている」と感じることがあるかもしれません。学校では看護技術の原理・原則を学びます。看護師はその原理・原則を踏まえ、患者さん1人1人に合わせた方法で看護技術を行います。実習では看護師がどのような目的で看護援助を行っているか、その看護技術を用いることで患者さんにどのような影響があるか、などを学ぶことができます。

患者さんを受け持つ病院実習では、学生であるみなさんも看護技術を用い、看護援助を行います。実習ガイダンスで、実習病棟で行われる機会が多い看護技術などの説明があります。計画を立て復習や練習を行い、実習に向けて準備しましょう。

実習では実習指導者である看護師の看護技術と援助を受ける患者さん、コミュニケーションにも注目してみましょう。看護師が行う看護技術は手早く、そしてとても丁寧です。コミュニケーションは自然で、かつ重要な内容も話しています。声の大きさや口調も患者さんに合わせて行っています。実習で出会った「目標」となる看護師をお手本に、看護技術を学んでいきましょう。

(4) 授業時間以外にも練習しよう

看護技術は1回の講義・演習で身につくことはなく、講義・演習の後に主体的な自己学習、反復練習が必要です。看護技術学習の学びに関する研究（一條ら、2012）では学生は今後の学習方法として【他者と練習・意見交換】【反復練習】【教科書を活用】【予習・復習する】などを考えていたことがわかりました。知識を十分に活用しながら、手先を動かし、身体全体を使い、同時に反復した実施訓練を行うことで、技術修得が可能になります（茂野、2023）。看護技術を習得するために仲間同士で患者役や観察者となり反復練習することが1つ目のポイントですね。

実習室では本物の患者さんがいる病室と認識し、学習・練習しましょう。前述した研究では【患者の視点を持つ】【目的・根拠を考える】【練習の心構え】【コミュニケーション】という学びがありました（一條ら、2012）。看護技術を学ぶ時には、看護技術の一つ一つの行動について、なぜ、そのように行うのか、という目的・根拠を考え、練習の時から患者さんに行うことを前提として、看護職として適切な態度で、声のかけ方も検討するということが2つ目のポイントです。また、手順などがある程度できるようになったら、次の段階として患者さんの気持ちを汲み取るために「注意深く患者の様子を観察する」（川

島、2008）ことが大切です。

　3つ目のポイントは、練習の目的・目標を考え、振り返りを行い、次に生かす、ということがあります。前述したように、看護技術を習得するためには反復練習が必要です。しかし、それは同じ動作を繰り返し練習回数を重ねる、ということではないのです。「血圧計のマンシェットをスムーズに巻けるようになるため、巻き方を集中的に練習する」「一連の行動はできるようになったが、患者さんの観察や声掛けが不足しているので、観察者に見てもらう」など、具体的な目的・目標が明確になると、「よし、やろう！」と主体的に練習に取り組めます。

◆ コラム

大谷翔平選手、藤井聡太棋士もノートを書いている

　野球や将棋に興味がない方も2023年第5回ワールド・ベースボール・クラシックで日本を優勝に導き、投手と打者の二刀流で大活躍している「大谷翔平選手」、将棋界のすべてのタイトルを制覇した「藤井聡太棋士」のことはご存じだと思います。この2人に共通していることは、子供時代に野球・将棋についてノートを書いていた、ということです。大谷選手は練習が終わった後、練習内容や次回の目標を書く、藤井棋士はタイトル戦の棋譜を書き写したり、詰将棋を創作したりすることがあったようです。

　みなさまも自分の「看護技術学習ノート」を作ってみてはどうでしょう？　ノートではなくメモ帳（臨地看護学実習では必須アイテム）の活用でもいいと思います。ノートやメモを取る習慣、気が付いたことをそのままにせず振り返りをすることにも役立ちます。

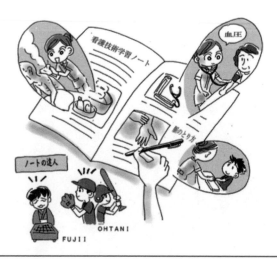

(5) 自分の行動を客観的にみてみよう

　看護技術の学び始めは「行うことで精いっぱい」で、自分がどのような動きをしているか客観的に捉えることは難しいことが多いです。自分が行う看護技術をビデオカメラなどで撮影した動画を学習に活用した場合、「自分の看護技術の到達度がわかりやすい」という効果があります（濱田、神成、2023）。看護技術を行う自分の体の使い方を動画で観察してみると、無駄な動作、ぎこちなさなどに気が付くことができます。体の使い方以外に「患者さんに説明するとき、目線を合わせていなかった」など看護技術を行う際の態度・言動の振り返りもできます。ビデオカメラがない場合、自分のスマートフォンなどの活用について、活用する目的と活用方法を教員に相談してみるとよいでしょう。

文献

濱田珠美, 神成陽子編. (2023). ウィズコロナ時代の新たな医療に対応できる医療人養成事業　年次醸成自己技術研鑽力教育プラン報告書, 4, 国立大学法人旭川医科大学.

一條明美, 神成陽子, 升田由美子. (2012). 看護技術学習のレディネス形成を目指した技術評価演習での学生の学び — 1年次の状況設定課題終了後のレポート分析 —. 旭川医科大学研究フォーラ, ム13, 11-18.
　　https://amcor.asahikawamed.ac.jp/modules/xoonips/download.php/f1301011.pdf?file_id=6624

川島みどり. (2008). キラリ看護, 第2版, 77, 医学書院.

厚生労働省. (2023). 看護師等養成所の運営に関する指導ガイドライン, 別表13-2「看護師教育の技術項目と卒業時の到達度」https://www.mhlw.go.jp/kango_kyouiku/_file/1.pdf（2024.1.16 閲覧）
　　https://www.mhlw.go.jp/stf/newpage_07297.html（2023.11.29 閲覧）

日本看護科学学会. (2011). 看護学を構成する重要な用語集（第9. 10期）
　　https://www.jans.or.jp/modules/committee/index.php?content_id=32（2023.12.1 閲覧）

茂野香おる. (2023). 系統看護学講座　専門分野　基礎看護学［2］基礎看護技術Ⅰ, 第19版, 15, 医学書院.

看護師等養成所の運営に関する指導ガイドライン

看護師教育の技術項目と卒業時の到達度

卒業時の到達レベル

〈演習〉　Ⅰ：モデル人形もしくは学生間で単独で実施できる

　　　　　Ⅱ：モデル人形もしくは学生間で指導の下で実施できる

〈実習〉　Ⅰ：単独で実施できる

　　　　　Ⅱ：指導の下で実施できる

　　　　　Ⅲ：実施が困難な場合は見学する

項目		技術の種類	卒業時の到達度	
			演習	実習
1. 環境調整技術	1	快適な療養環境の整備	Ⅰ	Ⅰ
	2	臥床患者のリネン交換	Ⅰ	Ⅱ
2. 食事の援助技術	3	食事介助（嚥下障害のある患者を除く）	Ⅰ	Ⅰ
	4	食事指導	Ⅱ	Ⅱ
	5	経管栄養法による流動食の注入	Ⅰ	Ⅱ
	6	経鼻胃チューブの挿入	Ⅰ	Ⅲ
3. 排泄援助技術	7	排泄援助（床上、ポータブルトイレ、オムツ等）	Ⅰ	Ⅱ
	8	膀胱留置カテーテルの管理	Ⅰ	Ⅲ
	9	導尿又は膀胱留置カテーテルの挿入	Ⅱ	Ⅲ
	10	浣腸	Ⅰ	Ⅲ
	11	摘便	Ⅰ	Ⅲ
	12	ストーマ管理	Ⅱ	Ⅲ
4. 活動・休息援助技術	13	車椅子での移送	Ⅰ	Ⅰ
	14	歩行・移動介助	Ⅰ	Ⅰ
	15	移乗介助	Ⅰ	Ⅱ
	16	体位変換・保持	Ⅰ	Ⅰ
	17	自動・他動運動の援助	Ⅰ	Ⅱ
	18	ストレッチャー移送	Ⅰ	Ⅱ
5. 清潔・衣生活援助技術	19	足浴・手浴	Ⅰ	Ⅰ
	20	整容	Ⅰ	Ⅰ
	21	点滴・ドレーン等を留置していない患者の寝衣交換	Ⅰ	Ⅰ
	22	入浴・シャワー浴の介助	Ⅰ	Ⅱ
	23	陰部の保清	Ⅰ	Ⅱ
	24	清拭	Ⅰ	Ⅱ
	25	洗髪	Ⅰ	Ⅱ
	26	口腔ケア	Ⅰ	Ⅱ
	27	点滴・ドレーン等を留置している患者の寝衣交換	Ⅰ	Ⅱ
	28	新生児の沐浴・清拭	Ⅰ	Ⅲ

項目		技術の種類	卒業時の到達度	
			演習	実習
6. 呼吸・循環を整える技術	29	体温調節の援助	I	I
	30	酸素吸入療法の実施	I	II
	31	ネブライザーを用いた気道内加湿	I	II
	32	口腔内・鼻腔内吸引	II	III
	33	気管内吸引	II	III
	34	体位ドレナージ	I	III
7. 創傷管理技術	35	褥瘡予防ケア	II	III
	36	創傷処置（創洗浄、創保護、包帯法）	II	II
	37	ドレーン類の挿入部の処置	II	III
8. 与薬の技術	38	経口薬（バッカル錠、内服薬、舌下錠）の投与	II	II
	39	経皮・外用薬の投与	I	II
	40	坐薬の投与	II	II
	41	皮下注射	II	III
	42	筋肉内注射	II	III
	43	静脈路確保・点滴静脈内注射	II	III
	44	点滴静脈内注射の管理	II	II
	45	薬剤等の管理（毒薬、劇薬、麻薬、血液製剤、抗悪性腫瘍薬を含む）	II	III
	46	輸血の管理	II	III
9. 救命救急処置技術	47	緊急時の応援要請	I	I
	48	一次救命処置（Basic Life Support：BLS）	I	I
	49	止血法の実施	I	III
10. 症状・生体機能管理技術	50	バイタルサインの測定	I	I
	51	身体計測	I	I
	52	フィジカルアセスメント	I	II
	53	検体（尿、血液等）の取扱い	I	II
	54	簡易血糖測定	II	II
	55	静脈血採血	II	III
	56	検査の介助	I	II
11. 感染予防技術	57	スタンダード・プリコーション（標準予防策）に基づく手洗い	I	I
	58	必要な防護用具（手袋、ゴーグル、ガウン等）の選択・着脱	I	I
	59	使用した器具の感染防止の取扱い	I	II
	60	感染性廃棄物の取扱い	I	II
	61	無菌操作	I	II
	62	針刺し事故の防止・事故後の対応	I	II

項目		技術の種類	卒業時の到達度	
			演習	実習
12. 安全管理の技術	63	インシデント・アクシデント発生時の速やかな報告	Ⅰ	Ⅰ
	64	患者の誤認防止策の実施	Ⅰ	Ⅰ
	65	安全な療養環境の整備（転倒・転落・外傷予防）	Ⅰ	Ⅱ
	66	放射線の被ばく防止策の実施	Ⅰ	Ⅰ
	67	人体へのリスクの大きい薬剤のばく露予防策の実施	Ⅱ	Ⅲ
	68	医療機器（輸液ポンプ、シリンジポンプ、心電図モニター、酸素ボンベ、人工呼吸器等）の操作・管理	Ⅱ	Ⅲ
13. 安楽確保の技術	69	安楽な体位の調整	Ⅰ	Ⅱ
	70	安楽の促進・苦痛の緩和のためのケア	Ⅰ	Ⅱ
	71	精神的安寧を保つためのケア	Ⅰ	Ⅱ

厚生労働省．（2023）

第 13 章

看護学実習とは

みなさんは、実習と聞くと、どのようなイメージを持ちますか？

不安や緊張、それとも楽しみでしょうか？

ここでは、看護学実習で何を学ぶのか、どんな準備が必要なのか、イメージするためのヒントをご紹介していきます。

1. 看護学実習って何？

まずは、看護学実習のことを知っていきましょう。文部科学省より示された「看護学実習ガイドライン」では以下のように記されています。

> 看護学実習は、学生が学士課程で学修した教養科目、専門基礎科目の知識を基盤とし、専門科目としての看護の知識・技術・態度を統合、深化し、検証することを通して、実践へ適用する能力を修得する授業である。病院、施設、在宅、地域等の多様な場において、多様な人を対象として援助することを通して、学生が対象者との関係形成を中核とし、多職種連携において必要とされる連携・協働能力を養い、看護専門職としての批判的・創造的思考力と問題解決能力の醸成、高い倫理観と自己の在り方を省察する能力を身に付けることを目指す。
>
> （大学における看護系人材養成の在り方に関する検討会 第二次報告　看護学実習ガイドラインより）

このように看護学実習（以下、実習とします）は、学んできた知識・技術・態度を基盤に、看護の対象を通して看護実践の能力を養う場となっています。看護の対象というのは、病院、施設、在宅、地域など、様々な場にいる人ですね。病院であれば患者さんやそのご家族、地域であれば地域に住む人々が対象となります。教科書や演習を通して学んできたことを活かして、実際の現場で、対象を通して学ぶ。それが、実習です。

さらに、「看護学実習ガイドライン」では、学生の役割について以下のように記されています。

全ての実習を通して、看護学実習で求められる情報収集力、アセスメント力、看護ケアを提供する技術力、そして対人関係形成力を養うと共に、看護学実習における倫理に関し学修を深め、自己洞察力を強化することに努力し、看護学の理解を深化させる。

（大学における看護系人材養成の在り方に関する検討会 第二次報告　看護学実習ガイドラインより）

学生のみなさんは、自分の役割として、何を求められているかピンとくるでしょうか？では、ひとつひとつ確認してみましょう。

(1) 情報収集力

　実習では、対象である受け持ち患者さんや利用者さん（以下、患者さんとします）を看護するために必要な情報を集めることが求められます。この"必要な情報"とは、なんだと思いますか？　私たちは看護を提供するために、患者さんを十分に理解していなければなりません。疾患を抱えている人であれば、疾患の状態や治療方針なども知ることが必要になります。しかし、まずはその患者さんがどんな人なのか、どのような希望や困りごとがあるのかを理解し、幅広い視野で全人的に捉えるための情報収集を大事にしていきましょう。

(2) アセスメント力

　実習では、患者さんがどのような状態かを考え、判断する力が求められます。どのような状態かを考えるためには、適切で十分な情報と知識が必要となります。集めた情報から根拠のある知識を持って考えることで、判断や予測につながっていきます。とても難しいことですが、日々の学びと照らし合わせて、考える練習をしていきましょう。

(3) 看護ケアを提供する技術力

　実習では、患者さんに必要な看護ケアを提供することが求められます。看護技術は、必要物品を忘れずに、手順通りに行えればOKという単純なものではなく、とても奥深いものです。患者さんへの声のかけ方、触れ方、根拠のある手法、安全面への配慮、プライバシー保護のための配慮など、患者さんに合わせた心地よさを追求すると、同じ技術は一つとしてありません。看護技術は、それくらい奥深いものだからこそ、まずは基本に忠実に実施できるように、日々の練習を大事にしていきましょう。

(4) 対人関係形成力

　学生のみなさんは、今までどのような人間関係を築いてきましたか？　家族、友人、学校や習い事の先生、ご近所さんなどでしょうか。社会人になると、年齢も、職業も、住んでいる環境も、何もかも違う方と多く接するようになります。特に、看護職は、様々な職種の医療従事者や、地域の方々、患者さんなど、より多くの方と接する機会が多いと感じています。そんな中で、看護職は、信頼関係を構築し、相手の価値観を知ることが求められます。良好な人間関係を築くための練習だと思って、日常から意識していきたいですね。

(5) 倫理

　看護職は、日本看護協会が定めている「看護職の倫理綱領」というものに基づいて行動し、判断しています。行動や判断の基準になるものとイメージしてみましょう。国や文化、集団、職業等によって、この倫理というものは変わってきます。人としてどうあるべきか、看護職としてどうあるべきか、看護職を目指す学生としてどうあるべきか…そんなことを、みなさんも考え、学びを深めていきましょう。

(6) 自己洞察力

　みなさんは、何かに成功したときや失敗したとき、何が良かったのか、悪かったのか、改善できることは何かというように、自己を振り返ることをしているでしょうか？　相手のことはよくわかるのに、自分のこととなるとわからなくなるものです。人は、相手や環境など、自分以外に意識が向きやすいからこそ、自らを振り返る習慣を身につけていきましょう。

　さて、一つ一つを見ていきましたが、これらを養い深めることは学生の役割でもあり、看護職として求められる内容でもあります。このような力は、すぐに身につくものではありません。普段から学びの積み重ねが大事になってきますね。授業で机に向かっていると何のために勉強しているのか、目的を見失う瞬間があるかもしれません。そんな時は、この学生の役割を思い出し、看護職として臨床で求められる力を日々習得し、学んでいるということを忘れないでください。

2. 実習に入る前の準備

　実習に入る前には、たくさんの準備が必要です。事前勉強や基本的な技術の習得はもちろんのこと、社会人の一員として見られるための準備が必要です。実習は、病院や施設など様々な場所に行きます。患者さんからは、学生もその病院や施設の職員の一員として見られるため、社会人としての自覚ある行動が求められます。学生であるみなさんは、これから多くの実習に行きます。一定期間ごとに新たな実習が開始となるため、ストレスマネジメントと時間のマネジメントを心がけ、生活を調整しながら、実習を行う準備をしていきましょう。

　ここからは、最低限準備しておきたい心構えをお伝えしていきます。

(1) 言葉遣い

　基本的なマナーとして、丁寧な言葉遣いを意識しましょう。実習指導者などの医療者と話すときには、専門用語を用いますが、患者さんと話すときには、その人に合わせることが大切です。声の大きさやスピード、専門用語ではなく、わかりやすい用語を用いることを意識しましょう。学生同士を呼び合う際、普段はあだ名で呼び合う関係であっても「〇〇さん」と名字で呼び合うように気を付けましょう。

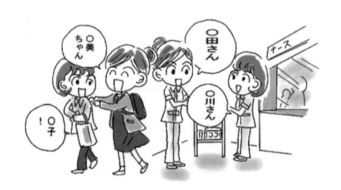

(2) 身だしなみ

　ユニフォームの管理を適切に行い、清潔感のある身だしなみを意識しましょう。患者さんによっては、香りによって不快感を与えることもあるため、香りの強いものを控える配慮が必要です。髪型や髪色、メイクにも同様に、若い人の基準ではなく、万人に不快感を与えないように工夫しましょう。身だしなみは、自分を満たすものではなく、相手に配慮

したものであることがポイントです。

(3) 時間管理

　実習では時間を守ることや、時間配分を考えることが求められます。また、約束した時間がずれるときには、状況を説明し、予定を組みなおすことが必要です。時間管理は普段から意識しなければ身につかないものですので、意識していきましょう。

(4) 守秘義務

　実習中にはたくさんの個人情報を扱います。個人情報の保護や守秘義務を順守することは、看護職の基本的責務です。患者さんから得た個人情報は守秘義務を守り、個人情報を記載した書類は紛失しないよう大切に扱ってください。

(5) 報告・連絡・相談

　医療はチームで行われています。チームで行うためにはコミュニケーションを密にとり、患者さんへの医療や看護が円滑に行われなければなりません。実習中も同様に、看護学生であるみなさんから看護職などの医療者に対して、適切なタイミングで報告・連絡・相談をすること心がけましょう。特に大事なことは、わからないときや困った場面での相談です。一人で対処しようとせずに、必ず実習指導者や教員に相談しましょう。

(6) 体調管理

　実習期間中は慣れない環境下で緊張の中、一日の大半を過ごします。学生のみなさんは寝不足や、朝ご飯を食べないなど、少しくらいの生活の乱れでは普段の学生生活に支障が出ないかもしれません。しかし、普段ではやり過ごせることも、いつも以上に忙しい実習期間中には体調を崩すことが多くあります。できる限り体調や生活リズムを整えて、実習に臨みましょう。

3. 病院実習の実際

　臨地看護学実習は、病院や施設、保育園や患者さんのご自宅など様々な場所で行なわれます。また、実習の目的等によって内容や対象が変化します。ここでは病院で行う病院実習について詳しく説明したいと思います。

病院実習には、看護職と共に行動して見学を主体に行う実習や、担当する患者さんを決めて、その患者さんに対する看護過程を展開していく実習などがあります。見学を主体に行う実習では、患者さんが入院している病棟に初めて入る方も多いかもしれません。病棟の雰囲気や環境、看護職や患者さんの様子など、実際の現場を肌で感じてみましょう。

　患者さんを担当する際には、最初に自己紹介を行い、実習の目的などを十分に説明し、同意を得なければなりません。患者さんにわかりやすく聞き取りやすい説明ができるように、実習の目的や同意書は読み込んでよく理解しておきましょう。

　ここからは例として、病院での病棟実習の流れを見てみましょう。

（1）実習開始

　まずは実習先である病棟に向かい、挨拶することから始まります。病棟によってはたくさんの医療スタッフや実習生が出入りします。どこの学校の実習生なのかを伝えて、実習が始まることを伝えましょう。あらかじめあいさつの内容を考えておくのもお勧めです。

（2）実習指導者との行動調整

　実習指導者とその日の行動調整があります。行動調整は患者さんの情報収集をしてから行う場合もありますが、患者さんの体調や予定に合わせて変更となる部分の把握や、時間調整を話し合いましょう。

（3）情報収集

　患者さんの情報を確認します。実習初日には看護問題や患者目標を考えるために、患者さんの疾患や症状、治療内容や医師からの指示、現在の看護計画など様々な情報をカルテ上から収集します。患者さんの全体像を把握するためには、患者さんの社会的役割や、価値観など社会背景についても情報収集していくと思います。これは患者さんとの信頼関係を構築したのちに話を伺えることが多いため、日々のコミュニケーションを積み重ねることが大切です。

（4）患者さんへのあいさつと観察

　患者さんに実習に来たことを挨拶し、行動計画に沿った観察を行っていきます。観察は、状態をアセスメントするために必要な情報として、バイタルサインズの測定や問診・触診等を通して行います。ここで大切なことは、患者さんをよく見る（観察する）ことです。患者さんの表情、顔色、声のトーンなどは体調の変化に気づくきっかけとなります。

また、患者さんのいるベッド周囲の環境にも目を配りましょう。環境整備の観点を持ちながら、患者さんにとって安心できる療養環境とは何かを知ることにつながっていきます。

（5）看護援助

　看護援助は、患者さんの状態を確認したのちに行います。例えば、清潔の援助を行う際には、患者さんの状態に合わせて注意しなければならないポイントや観察する点を踏まえて実施することができます。患者さんが発熱により悪寒を訴えているときに、清潔の援助を実施するのはどうでしょうか？　逆に、清潔の援助として洗髪を予定していなかった日に、解熱後でたくさん汗をかいて頭がかゆいと言っている場合はどうでしょうか？　もし、わからなければ自分だったらどうだろう？と、自分に置き換えて考えてみましょう。行動計画はあくまでも計画です。看護援助を行う際には、患者さんのニーズがどこにあるのか、医療が円滑に進むために何が必要かを考えて、実施できることが理想と言えます。そのためにも、患者さんの状態を観察した後には、どのように状態をアセスメントしたかを実習指導者とすり合わせていくことが大事になります。

（6）実習指導者への報告・連絡・相談

　前述したように、患者さんに合った看護援助を実施していくためには、実習指導者への報告・連絡・相談が大事になってきます。実習指導者は、学生のみなさんの行動と患者さんの状態を把握し、円滑に実習が行われるための調整や、指導する役割があります。しかし、同時に他の役割や、他にも患者さんを担当していることもあり、実習指導者が忙しそうに見える場面は多々あるかもしれません。実習指導者が見つからずに困った際は、教員に相談しましょう。さらに、学生のみなさんが観察したことや患者さんが話していた内容は、看護職が知らないことも多くあります。みなさんの気づきは、患者さんを捉えるための大事な情報となり得ますので、情報共有を意識していきましょう。

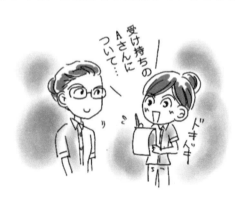

(7) 実習の振り返りと次回の行動調整

　実習の終わりには、実施したことの報告や振り返りと、次回実習日に向けた行動調整を実習指導者とともに行います。ここでは、患者さんへの援助やコミュニケーションを通して疑問に思ったことやわからなかったことなどを質問し、理解を深めましょう。また、看護職には患者さんの先を見据えた関わりが必要になります。行動調整では、毎日の行動や予定だけに着目するのではなく、患者さんの方針を把握して、看護過程の展開に役立てましょう。

4. 看護学実習ならではの学び

　看護学実習は、実際の現場を感じることができる唯一の学びの機会です。現場を感じるというのは、見る、聞く、嗅ぐ、触れるなど五感を使って、いろいろなことを感じることです。聞こえてくる音や部屋の明るさ、暑さ寒さの体感、リネンの肌触り、廊下や部屋のにおいなどは、対象の療養環境を考えるヒントになります。さらに、患者さんの皮膚やドレーンなどの排液の色は、教科書で学んでいても、実感がわかないものです。実際の状態を観察することは、教科書に書いてある言葉や写真などと繋がり、学びが深まります。「百聞は一見にしかず」です！　実習では、ぜひ教科書で学んだことや調べたことと、現場の実際を比較し、照らし合わせて考えてみましょう。

　次に、患者さんと実際に会話し、コミュニケーションをとることができるのも実習ならではのことです。患者さんの生の声を聴くことで、どんなことを苦痛と捉えているのか、病気をどう捉えているのか、健康とは何かを考えることができると思います。また、看護職とのやり取りによって、アセスメントを深め、患者さんをより広い視野でとらえることができると思います。ぜひ、単に観察した情報の報告・連絡・相談にとどめず、患者さんのことに関するアセスメントを含めたディスカッションをしてみましょう。

　さらに、看護学実習では、患者さんとの関わりによって、患者さんが大事にしたいものと自分が大事にしたいものの違いや、ニーズの違いを感じるかもしれません。人はそれぞれが違うということを知ることで、相手に合わせるということや個別性を考えるためのヒントが得られます。これは、学生であるみなさん自身が大事にしたいもの、自分の価値観に気づくことにも繋がります。看護を考えるためには、人を理解しなければなりません。看護学実習は、実際に患者さんと接することで、自分を知り、そして目の前にいる患者さんの一人一人を知ることができると思います。自分を知り、患者さんを知ることは、看護

観を培っていくための土台になります。たくさんの出会いとやり取りを通して、土台を築いていきましょう。

　最後に、私は臨床で働く看護師です。私は、みなさんと同じように学生時代を過ごし、看護師になってもうすぐ20年目に突入しようとしています。こんなに年数が経った今でも、私は、学生の時に実習で出会った担当患者さんや看護師、学生同士で話し合ったことや教員に教えてもらったことなどを覚えています。実習は、それくらい印象深い学びであり、出会いになると思っています。実習は貴重な学びの時間です。みなさんも、この貴重な学びを通して、看護の面白さを体験し、看護職の道へと共に歩みましょう。

文献
前原澄子，遠藤俊子（監）．（2018）．看護学生のためのよくわかる大学での学び方．金芳堂．
文部科学省．（2020）．大学における看護系人材養成の在り方に関する検討会第二次報告 看護学実習ガイドライン．
　https://www.mext.go.jp/content/20200330-mxt_igaku-000006272_1.pdf

第 14 章

地域貢献と街づくり

1. なぜ地域貢献する必要があるのか

(1) 少子高齢化の中での「我が事」認識

　看護学を学ぶ学校を選択する目的として、看護師免許を取得することがあると思います。入学してきた新入生に「卒業時どんな自分になっていたいか？」と問うと大半の学生が、「国家試験に合格して看護師になること」と言います。あなたもそうでしょうか。

　少し先になりますが、看護師になったあなたがどこでどう看護活動しているか想像してみましょう。卒業生の多くが最初に看護師として働く場は病院が多いです。あなたは病棟で入院患者に寄り添う自分を想像したでしょうか。それとも、救急などの命の最前線で奮闘する看護師を想像したでしょうか。昨今の感染症パンデミック（感染爆発）や国際間紛争での傷病者に関するニュースから、海外で活躍することを想定して災害援助に積極的な医療機関で働く自分を思い描いた人もいたかも知れません。海外で活躍するとなると、ローカル（地域）ではなくグローバル（国際）な活躍ではないかと考えてしまいます。そう思うと、地域の視点は少し遠く感じるかも知れません。

　日本をはじめ世界が豊かになり成熟していく中で、少子高齢化とそれに伴う人口減少が起きてきました。生活は概ね物質的に支障ない程度に満たされるため、経済的成長は緩やかになります。男女問わず社会進出が進むと、独り身として自立して生活できるようになるため、結婚相手に経済的に妥協する必要もなくなります。独身の自由さや気楽さもあり、結婚の必要性を感じにくくなります。つまり未婚化や晩婚化が進むというわけです。しかし、独り身では何とかなる経済事情も、子育ての負担を補えるほどではありません。経済成長が緩やかになる中では賃金の伸びが望めず、育児に対する経済的負担はますます大きくなります。我が国では、女性の社会進出は進みつつあるとはいえ、男女の賃金格差があり、子育てに対する負担も女性の方に偏っています。こうした状況が未婚化や晩婚化に拍車をかけています。一方、医療の高度化や疾病予防策の知識と、知識を生かした生活

改善や行動変容から、平均寿命は長くなり、相対的に高齢者の割合は高くなっていきます（高齢化）。

この少子高齢化に伴う人口構造の変化にどう向き合うかは、この変化が急速に進んだ日本における喫緊の課題となっています。少子高齢社会においては、労働人口が少ないため税金を納める人が少なくなります。そんな中で社会保障を充実させていかなければなりません。しかし働き手が少ないので社会保障を担う人手も資金も不足します。働き手から得られる税収が絶対的に減る訳ですから、国や行政が「全てを賄（まかな）う」には限界がきてしまいました。それではどうすれば良いのでしょうか。住民一人ひとりが、自分たちのことを「我が事」として捉え、自分や周りの全ての人達が望む生活や生きがいを考えていく世の中、すなわち世代や分野を超えて人と人、人と資源、あらゆることをつなぎ育む「ともに創る社会（地域共生社会）」の実現が必要になります。税金を納めれば良いという訳ではないのですね。社会を構成する一員として、社会に参画していく必要があるのです。このような「我が事」に対する認識を持つことは、少子高齢社会を生きていくために重要になってくるという訳です。

(2) 我が地域への「我が事」参画の必要性

なぜ社会に「我が事」として参画しなければいけないのでしょうか。なぜ専門家に任せていては駄目なのでしょうか。その理由は二つあります。

1）我が街事情は街それぞれ

一つは、二つとして同じ地域、同じ価値観、同じ満足感が得られることがないからです。例えば、ライドシェア。日本では「白タク」と呼ばれ、国の認可を得ずに自家用車で送迎し対価としてお金を得る事業が禁止されています（無許可タクシー業の禁止：道路運送法。『白タク』は、事業用ナンバープレートが緑色であるのに対し、自家用車は白色であることからこう呼ばれています）。しかし、高齢化が進み働き手も不足するとなると、交通手段の不足を補うために、部分的にですがライドシェア解禁が進みつつあります。一般の人がドライバーなので、信用度や運転の安全性が懸念されていますが、公共交通網が維持しにくくなった地域ではドライバー不足は切実な課題です。

しかし、地域により地域の課題や気がかりは違っています。交通網支援にライドシェアがいいかというと、必ずしもそうではないこともあります。例えば人口密度、自然環境、地域特性により、様々な交通手段を組み合わせ、持続可能な交通網を整備することもできます。ある程度交通網がある所では、渋滞を助長することもあるので、どのように利用するのかをよく考えなければなりません。交通網に課題がある地域でも、街の中心部から生

活拠点地域へ、ある程度一定の時間間隔で乗車需要が見込まれるのであれば、幹線系路線バス運行の方がある程度まとまった人数の移動ができます。生活拠点地域は中心部から離れていることも多いですから、例えば生活拠点地域に住み、その中に農業を営む人がいれば、ある程度の大きさのあるバスなら車内販売をするという併用活用ができるかもしれません。バス利用者も重い荷物を中心拠点から運ばなくて済むかもしれません。一方、中心拠点では時間帯に寄らず、縦横無尽に行き来したい人がいることが多いかもしれません。生活拠点と中心拠点間の移動とは異なり、乗車人数は分散します。このような場合は少し小さいコミュニティバスで循環型（内回り、外回り）にした方が、車両コストを下げつつ利便性を確保できるかもしれません。また、生活拠点からまばらに離れた閑散地区に住む人の交通は、ライドシェアまたはデマンド型交通（自家用車有償交通、自治区内公用車利用の場合もあり）にした方が空車運航なく、少人数移送と細かに行きたい所へ行きやすいかもしれません。中心拠点に比べ閑散地区に高齢者が多い場合は、こうした対応が望まれるでしょう。このようにして、運航経費を抑えつつ、交通がない地域の発生を防止し、公共交通を効率良く活用します。このように、同じ生活拠点でもそこに住む人がどんな生活をしているかによって交通網の活用のされ方は変わってきます。最近はその地域特有の人や食文化、生活文化を体験したいと思っている人が増え、それがまた交通機関の利用にも影響するでしょう。このように、我が街事情は、物理的側面だけではなく、そこに住む人の生活のありようや希望、大事にしたいことにより異なります。2つとして同じ地域、同じ価値観、同じ満足感が得られることがないのです。

　2)「我が事」参画が地域を変える

　二つ目は、地域や地域の課題を自分事として考えて思考し行動する中で地域は変わることができるからです。先の交通機関について触れた中で、車内で野菜販売の例を出しましたが、「始めてみたが思ったほど野菜が売れない、どうしたものか…」と思案していたら、中心部の特売日に同じ野菜の積載、この地区の小学校では子どもの宿泊研修でメニューに必要な野菜は不要だった、ということがあるかもしれません。商店販売事情を踏まえれば良かったと気づきます。これまで商店での販売戦略は気に留めていなかったり、学校行事は自分にはもう関係ないと思ったりしていたのが、車内販売の状況やそこで見聞きした情報から知ることができるのです。気に止めてもいなかったことに気がつき、そこに何らかの行動を起こしていれば地域を変える動機になります。

　地域によっては高齢者の交通費を支援する制度があります。例えば、ある地方自治体で70歳以上の希望者に、区間内なら乗車距離に関係なくワンコイン（￥100）で一乗車できるという制度です。これは自治体が税金で補ってきた制度でしたが、税収減に伴う財政へ

の圧迫から見直しを考える必要が出てきました。利用者から「そりゃ困る！」と反対されると思いましたが、実際の当時者の声は、「利用可能年齢や利用料金が引き上げられても制度を続けて欲しい」でした。高齢者には切実な交通網確保ではありますが、人口が減少してくると、さすがに自分の地域にお金がないことは当事者としても分かります。この地域事情も考慮して出た当事者の声が「利用可能年齢や利用料金が引き上げられても制度を続けて欲しい」と思われます。しかし、この希望の利用可能年齢は何歳以上への引き上げが良いのでしょうか。利用料金増とは程度の額なら可能なのでしょうか。自分の希望だけ主張してもまとまりません。交通網利用の当事者として、地域事情を踏まえ住民と一緒に考え、方向性を模索し、合意を得て初めて変わります。地域の課題を「我が事」として考え思考し行動する中で地域が変わっていくのです。

2. 地域貢献と看護

　看護は生活過程を整えることで健康を守ります。こと高齢社会にあっては、看護の対象者が高齢者である割合が高まり続けています。高齢者を看護する場合、大切にしなければいけないのは、病気の克服より、病気や障害とともに生きる高齢者が生きたい思う生活の実現にあります。病気の克服ではないのはこれから学んでいきますが、病気の特徴から治ることが難しく、病気を持ちながらも悪化させないことで、できるだけ良い生活を送ることが大切になるからです。生活を支えるため、多職種との連携や協働しながら、高齢者が住む地域や施設で介護予防から看取りに至るまで対応できる専門的能力が必要です。

　では高齢者以外は大丈夫かというとそうではありません。少子社会では周囲の子育ての先輩、つまり自分の姉妹やご近所の人、自分の親でさえもが、子どもを産むことも育てることも当たり前の経験者とは限りません。男女とも生涯未婚率の割合が高くなってきていますから、出産、子育て経験のない人生の先輩に教わるには限界があります。また子育ては、両親が必ずしも揃っている、もしくは婚姻関係下にある中で行われるとも限りません。例えば離婚により、父親モデルや母親モデルが身近でないこともあります。こうした状況においては、家族に止（とど）まらないあらゆる資源（人、コミュニティ）とつながることが大切です。看護として地域に貢献することは、このような事情をよく知り理解していることが重要であり、看護と深く関わっています。

（1）地域貢献は看護アプローチを考えるヒントの宝庫

　高齢化に伴う疾病の特徴は、主として生活習慣病に代表されるように慢性疾患です。日々うまく病気や障害と付き合っていきたいし、できれば入院したくありません。そのためには、自宅での過ごし方、つまり健康意識を高め、その意識をもとに行動できるようになることが必要なのです。しかしながら、核家族化により一人暮らしや高齢者夫婦だけでの生活では、なかなかその意識の動機づけがしにくく、周りの支援も受けにくいのが実情です。自己管理ができ、あるいは人とのつながりの中でそれを継続し実践につなげることが必要になってきます。

　この意識を継続し実践する機会として、高齢者の方達の集いの会を開くことが良いとされています。互いに意識をする中で自身を客観的に振り返り行動変容を狙うことができます。しかしながら、こうした集いの場は、参加者にとって必ずしも健康増進目的となっている訳ではありません。

　以前、このようなことがありました。健康や疾患の知識、食事や運動の工夫といろいろなプログラムを用意したのですが、それが終わっても参加者同士のトークタイムがなかなか終わりません。実は、このような健康サロンは、参加した高齢者の「集まりたい」「会いたい」「話したい」のついでだったのです。次第にトークタイムに取る時間が長くなり、会の半分以上は参加者同士や支援者とのおしゃべり時間となっていきました。ここを「健康意識が高められない」と取るのではなく、普段いかに話さなくて嚥下（飲み込み）機能低下のリスクを抱えていたか、と考えると取り止めなく見えるおしゃべりは機能訓練になります。しかも普段しゃべることが少ないからこそ必要であり、こう考えると、他者との関わりが健康行動変化の要因になっていることがわかります。

　この集い（サロン）ですが、新型コロナ禍で人が集まることが難しくなった時は、「もっとしゃべりたい」の声が顕著に現れていました。年齢の高い高齢者は、まだスマホ（スマートフォン）やリモート会議…などはしない方が多かったので、定期的に電話をすることにしました。案内をした時は「そんなに話すことなんてない」と言われていましたが、実際には短くて15分、1時間を超える電話もしばしばでした。「カラスがゴミ置き場を荒らす」とか「コロナワクチンの予約がなかなか取れない」等、話しているのは圧倒的に電話の向こう側でした。家で話す機会が少ない上に、ステイホームを強いられて、一層うっぷんが溜まっていたのだと思われます。しかし不思議なもので、ひと通り吐露すると「でもな、そうは言ってもカラスも生きていかんといかん。できることを聞いて前よりちょっとましとなればまぁいいかと思わんといかんわな」「カラス対策ができる程度には自分も元気でおらんといかんわね」となり、このような電話でお話を伺うだけでも、そして人と

話をすることを通しても、健康教育の入口になる、つまり高齢者の健康を守る、看護としての地域貢献のあり方を再確認することになるのです。

（2）学生のうちから行う地域貢献の意味と街づくり

　以前、ある地域住民の集いに学生と参加した際に、70代後半から80代後半の方達が次のように言われていました。「電気代やガス代の領収証を郵便で送らないようにしたら20〜30円安くなるんだそうな。でもそれってどう設定したらよいのか。最近四角いマーク（QRコードのこと）がよく載せてあって、紙には説明がない。この四角いマークへってどう行ったらいいのか…。LINE始めたんだけど、電話のように着信があったかどうか分からない。逆にいらない通知は見なくていいようにしたいんだけどどうしたら」と学生が参加していたからでしょうか、スマホの使い方が話題になっていました。『購入した携帯電話のショップで訊いたら？』と思ったのですが「電話に詳しい人の説明は難しかったり、代行して整えてくれたりして早いんだけど、同じことで困ったらまた行かなくちゃならない。もうちょっと自分でつついて対応できるようにしたいんだ」とのことで携帯電話ショップへ尋ねに行かないことが分かりました。操作習得のための時間を取って確実に実践できるようになりたかったのです。そこでその次の集いの時に学生によるスマホ教室をしてみました。学生は携帯電話のプロではありませんし、機種が違って分からないこともありました。あるいは普段使わないアプリでの操作は、何とか使い方に辿りついて伝えられることもあれば、未解決なこともありました。予定していたスマホ教室時間は大幅に過ぎて、参加者も学生もスマホと格闘していました。でも参加者は投げ出すことなく操作習得に取り組まれていました。学生も分からなかった点には「ここだけ今度携帯電話屋さんに訊いてみるわ」と言われていました。これは『こまったなぁ』と思いつつそのままにしていた点が解決されるに従い、敬遠していた携帯電話ショップにも訪れてみようと行動変容の動機づけになっています。ここにはいくらかチャレンジしてみて、より解決したいと欲が出たのと、学生がここまでしてくれたんだからという「我が事」参画に影響を及ぼしたといえるでしょう。ここにも完璧に問題解決できることが必ずしも必要ではないことを示してくれています。完璧じゃないから自分にできることをしようとするのです。

　一方、学生はこの集いの後の振り返りで「スマホの使い方は、今の60代は私達とほぼ変わりなく操作できる。80代の方達の今だから必要な支援だ」と気づいていました。おそらく自分の高齢者としてはまだ若い祖父母と比較してみたのでしょう。普段80代以上の高齢者との関わりが少なかったからこその気づきでした。高齢者への漠然としたスマホの使い方支援は、限局した年代へ注力して行う必要があることを気付かせてくれました。

今の困りごとと今対応しないといけないことの発見です。

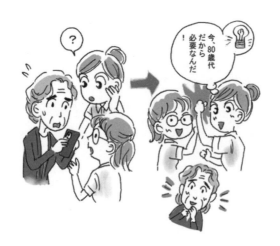

　併せて携帯電話ショップに行かない理由が「代行して整えてくれたりして早いんだけど、同じことで困ったらまた行かなくちゃならない。もうちょっと自分でつついて対応できるようにしたいんだ」だったことは、問題解決が目的ではなくて自己対応できることを重要視していることが分かります。「また行かなくちゃならない」は何が気がかりなのでしょう。携帯ショップが近くにないからでしょうか。携帯ショップに行くことは外出の機会と考えると、携帯ショップに行くという健康支援の機会を奪うことになるかもしれませんが、この辺りはどう考えると良いでしょう。おそらく携帯電話ショップの従業員は若いと思われますが、高齢者がしばしば言われる「今はどこに行っても年寄りばかり。若者と関わりたい」の機会と捉えることは難しいのでしょうか。学生達が行ったスマホ教室は、考え方によっては、健康支援上どんな意味や影響があるかを考えることもできます。

　さらには「スマホ支援が今の80歳代だから必要」という「今だから」の気付きから時を意識すると、『自分がこの歳になる頃（時代）の困りごとは何になるのだろう？』『自分は何を準備することが必要になるのだろう？』『そうなったら、どんな支援や環境（街）になっていて欲しいだろう？』と考えることにもつながります。

　ボランティアをする人がし続けられるのは「誰かのため」ではなく、次第に「自分のため」になっていくからです。これは自己満足のような独りよがりではなく「自己成長」を意味しています。最初は「誰かのためになりたい」「貢献したい」でも「言われてやった」でも、結果的には他者への貢献をしつつも、多くの恩恵を得ているのは自分だということに気づきます。そして関わった場所、人が大切になります。そう考えると、地域貢献は一つの自己実現を支援するものといえるのではないでしょうか。「ここにずっといたい」「こ

の街が好きだな」に必要なのは、自分がこの街のありように携わっているという経験と、経験していない（知らない）人（地域外、観光者）の感じ方の受け取り。大事にしたいと思っていることが他から見てもいいなと思ってもらえているという確認が「ここにいたい」「この街が好き」になっていきます。

　皆さんも旅行に行った先でいいなと思う景色や地元の人々との関わりや食などの文化から「また来たい」と思ったことはありませんか。その経験はとても新鮮で、地元の人にそのことを伝えると嬉々とされることもありますが、「まぁずっとこんな感じだけどな」と返されることあります。その土地に長年いると、その状況が当たり前になり土地の良さに気づきにくいということがわかります。

　高校までは地元出身の人が多いですが、進学先の看護の学校はもう少し地元外から進学した人が多くいるのではないでしょうか。皆さんが地元の看護学校への進学なら、市町村外あるいは都道府県外から来た同期に「ここのお勧めって何？」と言われた時に何と答えますか？　進学した看護学校が地元ではない人は「○○（土地名）出身なんだって？○○ってどんなとこ？」って訊かれた時に何と答えますか？　いくつか答えられるかもしれませんが『他にあるかなぁ』と思うこともあるのではないでしょうか。それで付き合っていくうちに「こっちの人あるある」で盛り上がることもあるのではないかと思います。

　地元外目線の気づきは、現地の人が気づかないことに気づかせてくれます。地元の人は課題の方が目につきやすいですが、いいところにも気づいてくれます。この気づきは、この地域を好きになり、愛着が沸くことを支援してくれます。いずれ地元に帰るからという人も違う地域を知ることで地元の特徴や良さ、気づかなかった課題に気づくことができるでしょう。

　地元での進学者は外の声を聴いてみましょう。地元外からの人は地元の良さの再発見につなげましょう。地域貢献は自らでも誘われてでも授業を通してでも構いません。そして「何でこうなんだろう？」と思ったらちょっと顔や首を突っ込んでみましょう。ちょっと首を突っ込んでみることから、思いがけない気づきや健康支援、看護支援につながる発見があります。皆さんのような若い学生が、地域住民とともに考えてくれるだけで地域住民は「嬉しい」と思います。励まされます。地域住民が行動変容するのに大きな役割を担っています。「若い人が」「自分の地元でもないのに」と、一緒になって考えてくれることで地域を変える原動力の「『我が事』参画」の原動力になります。学生の良さは政治力も財力もないことにもあります。大きなことができないから現実的で可能なことに着目します。だから実行できるし成功や失敗ができる。「自分事として考えて思考して失敗あるいは成功して初めて地域は変わる」に一役買えるのです。

この章の冒頭では、ローカル（地域）とグローバル（国際）について触れましたが、グローバルも均一ではありません。むしろ日本よりもっと多様な歴史と文化と社会があり、その多様性は国内の地域違いの比ではないでしょう。国内であれ、海外であれ、それぞれの場での強みや弱みに気づき、その場の人達に合った看護や状況に合わせて、臨機応変にあるいは柔軟に対応できる看護力を身につけていきましょう。

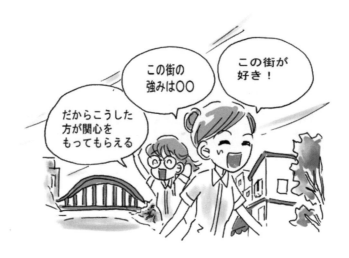

第15章

看護とキャリア

　この書籍を読んでいる時点で、あなたは大学生や看護専門学校生としてすでに看護職の
キャリアをスタートしているでしょうか。あるいは、進路選択の参考に本書を手に取って
いる高校生の方でしょうか。多くの大学生が就職時に自分の興味のある分野の企業を選択
するのに比べると、看護職に進むことの決定は最も早ければ15歳（中学3年）、遅くと
も18歳（高校3年）が大多数を占めます。このように比較的早く進路を決める必要があ
るのが看護職を含めた医療職の特徴だと思います。

　この章ではみなさんが歩み始めた「看護」というキャリアについて述べていきたいと思
います。

1. キャリア（career）とは

　一般的に「キャリア」とは「職業」や「職業経験」を意味する言葉です。『キャリア形
成を支援する労働市場政策研究会』（厚生労働省、2002）では「時間的持続性ないしは継
続性を持った概念」としてキャリアを定義しています。平成11年には文部科学省（2010）
も子どもたちが「生きる力」を身につけ、たくましく社会人として自立することができる
よう、小学校段階からのキャリア教育の必要性を提言しています。このように、現代は小
学生から将来を見据えて自分のキャリアを考え、主体的に自立的に歩んでいくことを期待
されています。小・中学校で行う「職業体験」もキャリア教育の一環ですね。

　経済産業省は2006年に職場や地域社会で多様な人々と働いていくために必要な基礎的
な力である「社会人基礎力」を3つの能力・12の能力要素として定義しました（図1）。

　さらに2007年には「人生100年時代の社会人基礎力」としてこれらの能力を発揮する
ためには自己を認識してリフレクション（振り返り）しながら、目的、学び、統合のバラ
ンスを図ることが自らのキャリアを切り開いていくうえで必要と位置付けています。

　看護学生としても、看護師としても前に踏み出す力、考え抜く力、チームで働く力はと

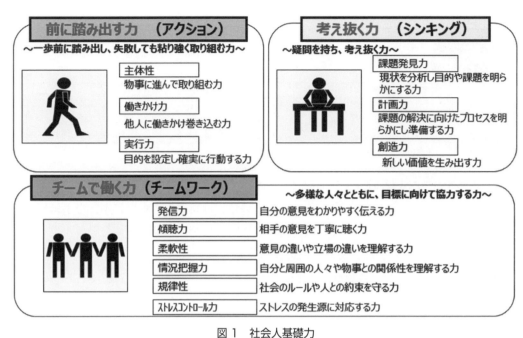

図1　社会人基礎力
（経済産業省：https://www.meti.go.jp/policy/kisoryoku/index.html）

ても重要な能力です。そしてみなさんが国家試験に合格後に取得する看護師免許は一生涯有効な国家資格です。この資格を生かしてどのようにキャリアを歩んでいくのでしょうか。具体的に考えていきましょう。

2. 看護におけるキャリア：看護教育

　看護師としてのキャリアを考えるにあたり、始めに「看護基礎教育」として看護師になるまでの教育体系、次に「看護継続教育」として看護師になってからの教育体系を確認したいと思います。

(1) 看護基礎教育
　看護基礎教育は、看護師になるための教育です。日本には看護師になるための看護基礎教育の学校形態が複数あります（図2）。また、保健師・助産師になる道も開かれています。このように多様なコースがあるのは看護師教育の特徴です。みなさんも進学先を選ぶとき、大学と専門学校だと何か違いがあるのか考えたのではないでしょうか。

高校卒業後、①看護系大学4年、②看護短期大学3年、③看護師養成所3年に進学、あるいは中学校卒業後に④5年一貫看護師養成課程校に進学し、卒業後に看護師国家試験を受験、合格することで「看護師免許」という国家資格を得ることになります。

　卒業後には同じ「看護師」免許を持った看護師として就職しますが、各学校での学びにはどのような違いがあるのでしょうか。

　違いを述べる前にまずは共通していることを確認しましょう。当然ですが、将来「看護師」として看護を実践するための知識、技能、態度を含めて必要な能力を身につけること、これはどの学校でも共通して学ぶ内容です。この内容は「保健師助産師看護師学校養成所指定規則」という法律で決められており、各学校は定められた教育内容を満たしていることが必要です。さらに、それぞれの学校が教育の理念と目的に基づいた教育課程（カリキュラム）を用意し、みなさんが卒業後に立派に看護師として活躍できるように教育内容を工夫しながら実施しています。学校による違いはそれぞれの「学校」がどのような理念・目的を有し、教育を行っているかの違いと言えます。また、看護専門学校等の看護師養成所は専門職業人の養成を目的とした教育を行っていますし、大学は「学士課程」として一般教養を含み、4年間かけて幅広く学べる特徴があります。修業年限だけではなく、学費も学校により異なります。

　自分の学校の教育目標や教育理念はご存じですか？　ぜひ確認してみましょう。

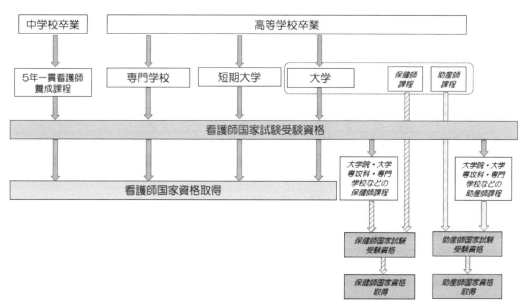

図2　看護師・保健師・助産師になるためのコース

（2）看護継続教育

　看護継続教育は卒後教育と現任教育に大別されます。卒後教育は看護基礎教育課程を卒業後、大学院や専攻科などの教育機関に進学して受ける教育です。現任教育は看護師が勤務を行いながら就職している施設の内外で受ける研修などの学修を指しています。

1）大学院

　以前は大学を卒業していることが大学院の受験要件として定められていました。現在は大学院にもよりますが、出願資格認定審査をあらかじめ受けることで専門学校卒業でも受験することができます。筆者の所属する大学院でも、看護専門学校を卒業後、臨床で活躍する看護師さんがこれまでにたくさん入学し、修士論文をまとめて学位（修士 看護学）を授与されています。大学院もいろいろな専攻やコースがありますので、自分の臨床経験をベースに研究課題を明らかにし、研究に取り組んで発表する、また専門看護師（次の節で詳述します）を目指して課題研究や実習を行っている院生さんがたくさんいます。

2）専門看護師・認定看護師

　看護師のキャリアアップの一つとして、専門性の高い資格を取ることが挙げられます。代表的なものは専門看護師、認定看護師です。いずれも一定期間以上の臨床経験を積んだのち、専門の教育機関に進学して一定期間の学修とその後の実践を行い、試験に合格すると専門看護師・認定看護師として認められます。社会のニーズに応じ、専門看護師・認定

```
皮膚・排泄ケア        クリティカルケア
感染管理            緩和ケア
糖尿病看護          がん薬物療法看護
新生児集中ケア       在宅ケア
手術看護            生殖看護                  2019年より分野統合・
乳がん看護          腎不全看護                名称変更のあった分野
認知症看護          摂食嚥下障害看護
がん放射線療法看護    小児プライマリケア
                   脳卒中看護
                   呼吸器疾患看護
                   心不全看護
```

※特定行為研修を組み込んでいる教育機関は34、教育課程は56になります。北海道内　では特定行為研修を組み込んでいる認定看護師教育機関はありません（2023年時点）。

図3　認定看護分野（19分野、2023年12月現在）

がん看護	急性・重症患者看護
精神看護	感染症看護
地域看護	家族支援
老人看護	在宅看護
小児看護	遺伝看護
母性看護	災害看護
慢性疾患看護	放射線看護

※ 107 の大学院に 327 の専門看護師教育課
　程があります（2023 年時点）。

図4　専門看護分野（14 分野、2023 年 12 月現在）

看護師の分野も変更・追加がなされており、2023 年現在専門看護師は 14 分野、認定看護分野は 19 分野が指定されています（図3、図4）。詳しくは日本看護協会のウェブサイト（https://www.nurse.or.jp/）をご覧ください。

3）専攻科・別科

看護師となってから、保健師や助産師になりたいと思う場合もありますね。その場合、新たに進学し保健師や助産師の国家資格を目指して専門学校や大学専攻科で 1 年間、また大学院で 2 年間学修し、国家試験を受験することで、保健師や助産師の資格を取得することもできます。大学 4 年間で看護師と保健師または看護師と助産師の資格を同時に取得できるコースもあります。最短の期間で 2 つの国家資格を取得することのメリットもありますね（もちろん、それ相応の努力、体力が必要です）。

看護師の資格を取得してから進学する場合は、看護師としての知識・経験を基盤として新たに保健師・助産師の学修をする利点があります。

また、養護教諭の養成機関（北海道内では北海道教育大学 函館校に養護教諭特別別科）に進学して養護教諭となる道もあります。

（3）現任教育

現任教育とは主に病院などに就業する看護師を対象に施設内外で行う研修を指しています。看護師の質向上を目的とし、よりよい看護を提供することを可能とするために行われる活動です。例えば就職後に行われる新人教育や医療安全のための研修などがあります。みなさんが就職先を決める際、この「教育体制」が整っているかどうかが 1 つのポイントになることでしょう。他にもみなさんが病院や施設で行う臨地看護学実習において、教員

看護師特定行為について

　現在、2025年スタートの「医師の働き方改革」の対応策の一つとして「看護師特定行為研修」に注目が集まっています。正式には「特定行為に係る看護師の研修制度」として保健師助産師看護師法に位置付けられた研修制度であり、2015年10月から制度が開始されました。この研修を受けることにより、これまで医師にしか実施できなかった38の特定行為について、あらかじめ医師の手順書があれば看護師が適切にアセスメントを行い、実施することが可能になります。医師不足の地域の医療活動や訪問看護などで、看護師がその専門性を生かした医療をタイムリーに提供することが可能になります。医療資源が偏在する道北・道東地域をはじめとした過疎地において、看護師特定行為は医療を受ける患者さんのためにもますます期待が高まります。

とともに学生の指導にあたる実習指導者を養成するための研修も現任教育です。

　ここまで、看護師のキャリア形成としていくつかの学びの形を紹介してきました。看護職は「看護職の倫理綱領」（2021）のなかで「常に、個人の責任として継続学習による能力の開発・維持・向上に努める」ように示されています。どのような形にしろ、私たちが看護職を続ける限り、学び続けることがキャリアを作ることにつながるといえます。

3.　看護におけるキャリア：キャリア理論

　看護理論家であるパトリシア・ベナーは『ベナー看護論 初心者から達人へ』の中で看護師の技能習得を5段階で説明しています（表1）。（「太鼓の達人」を思い出しますね。みなさんはご存じですか？）

　看護学生は初心者レベルです。まずは原則を学びこれからの実践にいかに対応するかを準備している状況です。学習を続けて、さらに実習で実践経験を積み重ねる。看護は実践の科学であることから、机上の学習のみで成立するものではありません。受け持ち患者さんと関わりながら次のレベルに進むことを目指して学習しましょう。将来の達人を目指して！

表1　看護師の技能習得段階

第1段階：初心者レベル
第2段階：新人レベル
第3段階：一人前レベル
第4段階：中堅レベル
第5段階：達人レベル

　詳細は、『ベナー看護論 初心者から達人へ』を読んでいただければと思います。将来、自分がこんなふうに成長していくのだなと考えながら読んでみてくださいね。

4. キャリア開発・キャリアデザイン

　キャリアを伸ばすことはその人自身の責任ですが、所属している施設も組織としてキャリアを発展させるための環境整備や支援を行うことが求められます。また、必要な支援を得るためには、その人自身が自分のキャリアをどのように作っていきたいかの明確なビジョンを持つことが大切です。看護を学び始めたばかりのみなさんは、将来どのような看護師になりたいでしょうか？

　看護部のトップである看護部長、スペシャリストである専門看護師や認定看護師、または大学の教員を目指す人もいるかもしれません。いろいろな分野を経験した看護師としてなんでもこなせるジェネラリストを目指すもよし、医療的ケア児を支援する学校看護師、海外青年協力隊として活躍したいと夢を語る学生さんもいます。今から1つに絞らなくてもかまいません。みなさんが目指している看護師は世界中のあらゆる場にニーズがある素晴らしい職業です。目の前の課題や実習に追われるだけではなく、その先に広がる世界にも意識を広げていただきたいと思います。

　また、キャリアは基本的に職業と関連付けられますが、加えて人生や余暇の在り方もキャリア形成に関連するという報告（中村ら、2023）があります。これによると、キャリアは職業のみならず、人生や余暇も含めたライフキャリアとして3つの側面から捉え、支援することの重要性が示唆されています。ワーク・ライフ・バランスという言葉も社会に浸透していますが、看護師は仕事に追われてプライベートが後回しになると心配している方も多いでしょう。仕事も生活もどちらも犠牲にすることなく大切にし、長く職業人として生きることができるようにキャリアを考えていけるといいですね。

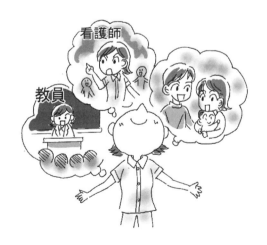

以前、担当学生と卒業研究で大学病院に勤務する看護師を対象にキャリアをどのように考えているかという質問紙調査（大澤ら、2014）を行いました。その調査では、20代の看護師はキャリアアップについて「まだ早い」と考えており、30代・40代では「家庭内の役割がある」ことを理由にキャリアアップの意欲がないと答えていました。キャリアを考えることに早すぎることはないので、まだ若いから、学生だからと言わず、ぜひ今日からあなた自身のキャリアを考えてみてください。それがキャリアマネジメントの第一歩です。

5.　あなたのキャリアを支える存在

　さて、ここまで看護師のキャリアに関して説明してきました。では、具体的にどのように将来のコースを選択するかなどのこれからの進路を考えると良いのでしょうか。ご家族や友人に相談するのも良いですね。加えて、ぜひあなたの身近にいる看護職である看護教員に相談してみましょう。

　看護教員は看護師としての経験を積んだのち、看護教育によって後輩を育成するというキャリアを選択しています。ちなみに「後進の育成に努めることも看護職の責務である」と『看護職の倫理綱領』にも述べられています。学習の支援はもちろん、あなた自身の将来についてもアドバイスを得られることでしょう。一緒にインターネットで情報を検索し、新たな示唆を提示することもできます。自分の希望を他者に説明することであなた自身の考えも整理されます。どうぞコミュニケーションを通して教員をリソースとし、有効活用してくださいね。在学中はもちろんのこと、卒業してからもキャリアの相談だけでなく近況報告をしに母校の教員をお訪ねください。卒業生の元気な顔に会えることは教員にとって何よりのご褒美です。学校や就職先に「キャリア相談室」や「キャリアサポート室」などがあれば積極的に利用してみるといいですね。進路や就職活動に精通した教職員のサポートを受けることができます。筆者の所属大学には「看護職キャリア支援センター」があります。これは大学看護学科と病院看護部が協働し、道北・道東地区の看護職のキャリアをサポートするための組織です。看護学生も対象に、講演会や就職の面接相談、大学院進学の相談など幅広く活動しています。様々な研修や講演会の情報は「旭川医科大学看護職キャリア支援センター」（図5）（https://www.asahikawa-med.ac.jp/ncsc/）からぜひご確認ください。

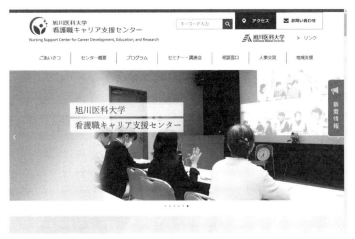

図5　旭川医科大学看護職キャリア支援センターウェブサイト

文献

Benner, P. (2001/2005). 伊部俊子（監訳），ベナー看護論 新訳版 初心者から達人へ（pp.17-18）．医学書院.

厚生労働省職業能力開発局（2002）．「キャリア形成を支援する労働市場政策研究会報告書」，
　https://www.mhlw.go.jp/houdou/2002/07/h0731-3a.html

文部科学省．（2010）．キャリア教育とは何か．https://www.mext.go.jp/a_menu/shotou/career/index.htm

日本看護協会．（2021）．看護職の倫理綱領.
　https://www.nurse.or.jp/nursing/assets/statistics_publication/publication/rinri/code_of_ethics.pdf

中村智美，児玉真利子，升田由美子．（2023）．看護師のキャリア形成とライフキャリア・レジリエンスの関連.
　日本看護管理学会誌，27（1），102-111.

大澤茜，岡本典子．（2014）．看護師のキャリアアップに対する意識調査〜世代及び性別の特徴〜．旭川医科大学
　医学部看護学科平成26年度卒業研究抄録集，15-16.

第 16 章

看護と倫理

　さて、最後の章になりました。ここでは看護と倫理というお話をしていきたいと思います。実は、看護にとって倫理は看護実践の生命線といっても過言ではありません。それを「看護倫理」という言葉でよく表現されています。では、看護にとって倫理は、なぜ重要であり大切なことなのでしょうか。この章では、初学者のみなさんにわかりやすいように説明をしていきたいと思います。

1．倫理とは何か

　まず「倫理」について、高等学校で『倫理』という教科を思い出していただければ、その記憶が一番新しいのではないでしょうか。「自分とは何だろう」「よりよい生き方とは」「人生とは何か」というような疑問を、先人たちの考え方から学ぶという授業でしたね。そこでは哲学、宗教、自由や平等、民主主義といった考え方の特徴を学びました。それではあらためて、倫理とは何でしょうか。

　「倫」とは仲間という意味、「理」とは正しい順序や道筋のことを言います。ですから、「倫理」とは、仲間同士の人間関係の秩序、社会の中での生きる道のことを言っています。人間は、「人」（ひと）の「間」（あいだ）と書きます。つまり人は誰かの間の中にいるということで、人はひとりでは生きていけないということを意味していると思います。考えてみると、生まれたばかりの赤ちゃんは、必ず誰かの助けがなければ生きていけません。また人が亡くなる時も、多かれ少なかれ誰かの助けを必要とします。たとえ孤独死であったとしてもです。そう考えると人は必ず誰かと共に生きていて、そして生きてゆく存在なのです。その仲間とうまくやっていく、つまり人間関係を円滑に進めるためにあるのが倫理です。規則や法律もひとつの倫理の表れではありますが、日常生活の中でも仲間同士が仲良くやってくことができるように、何かしらの"ルール"が備わっています。それは目に見えるものもあれば、見えないものの中にもあります。そこにあるのが倫理です。

例えば、「朝、人に会った時には“おはよう”と挨拶をする」ということからも言えるでしょう。人に挨拶をするとしないとでは、人間関係はどのように違うでしょうか。挨拶をするとやはり気持ちが良く、良い人間関係のスタートがきれるのではないでしょうか。その考え方はいったいどこからくるのでしょうか。なぜ挨拶をすると気持ちが良いのでしょうか。そういったところに、倫理という考え方があります。このように倫理を学ぶこと、倫理という考え方を学ぶことによってこの社会を住みやすく生きやすくすることができます。倫理とは人と人間を繋ぐ関係性の中の生き方そのものといっても過言ではありません。

2. 看護倫理とは何か

　それでは倫理をもう一歩進めて、看護に必要な倫理について述べていきたいと思います。看護職として職業を全うする中に、必ずや看護倫理というものがつきまといます。私は、看護倫理がない看護実践は、もはや看護ではないと思っています。それはどういうことなのでしょうか。看護は専門職として、専門的な知識や技術を、対象者に合わせて提供しています。今はまだ基本どおりに看護を実践していると思いますが、これから次第に「対象者に合わせて実践する」ということを学んでいくと思います。つまり、学修してきた看護の知識や技術を、目の前にいる「その人」にどのように応用し提供すると、その人の尊厳やQOL（Quality of Life；人生の質）が保たれていくかなど、常により良き実践について考えていくことなのです。その応用の中に、看護師としての生き方、つまり看護倫理があります。そう考えると、看護倫理とは看護実践そのものだといえます。

　では、看護師としての生き方とは何でしょうか。私は看護師として在るための姿勢や態度を支えている、ものの見方・考え方、そして看護職としての価値のことだと思っています。価値とは、何を大切にしているかの「何」にあたる部分を言います。つまり看護職として何を大切にして仕事をしているのかということであり、その看護の価値の在り様が、看護実践のそのものに現れてきます。看護師としての心の持ち方というとわかりやすいでしょうか。看護倫理学者として有名なアンJ. デービス（2007）は、「倫理は看護の“心”」であり、「この“心”は、倫理は看護実践の中心になり、私たちが患者・家族・同僚との関わりを通してよりよいナースになっていくことを助けてくれる」と言っています。つまり看護師として、心の内をどのように整えて看護を提供するのかということではないでしょうか。

私たちが看護実践をする時、「めんどくさいな」と考え援助するのと、「早く良くなってほしいな」と願いながら援助をするとでは、実施する援助の見た目は同じに見えるかもしれませんが、しかし患者さんの心に訴える何かが違ってきます。その何かに現れてくるのが看護倫理なのです。私たちは専門職である以上、社会との契約において、後者の目指す看護を提供するように常に努力することが課せられている職業なのです。倫理は人間との間の関係でありましたが、看護倫理とは、患者さんと看護師、もっと大きく言えば看護職者と社会を結ぶ重要な架け橋のところに存在しています。私たち看護職の在り方に看護倫理があるからこそ、患者さんは看護師を信頼し、そのわが身を預け任せてくれているのです。だから私たち看護師はそれに応えていくという意味で、また看護が専門職としてあるためにも、看護倫理をもって看護を提供しなければいけないのです。学修してきた看護の基本を対象者に合わせて実践する時、必要不可欠なのが看護倫理であり、その在り方を通して、看護を深く洞察し実践を創造していくことが、私たち看護職に要求されています。

3.　看護職としての看護倫理の考え方

　看護倫理と聞くと、何か"もや"っとして、つかみどころがないと感じることも多いでしょう。それもそのはずです。これが看護倫理だといえるものの形がなく、何を看護倫理とするのか、つまり援助することに正解がないというところに看護倫理があるからです。答えを求めて問い続けることこそが看護倫理だというのだから、もっと"もやもや感"が増すばかりです。しかし一つ言えるのは、看護実践を遂行していくために、私たちのよりどころにできるものが看護倫理だといえることです。看護実践に迷った時、その"道しるべ"を提供してくれます。看護倫理とは、医療従事者が持つ医療倫理を背景にしながらも、看護師の立場からみて、患者や他者との関係における行動規範として存在しています（図1）。私たち医療従事者は、生命の尊厳、人間の尊重という価値を大切にしながら、人々が生活するに必要な健康に対するサービスを提供する専門職従事者です。そこに専門職として、看護で言うならば看護倫理があるのです。

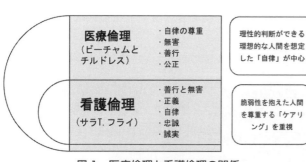

図1　医療倫理と看護倫理の関係

では看護師は、医療においてどのような立ち位置にいるのでしょうか。盛永（2012）は、「医師が何も施すことのできない状況においてこそ、看護職の自律と専門性」があり、「障害者をその身体的制限にもかかわらず活動的にしたり、慢性の病人の生への気力を主観的に高めたり、苦痛を緩和しながら人間の死に至ることを看取るなど、その真価を発揮することができる」、それが看護師という職業だと述べています。看護倫理という立場からみると、医療職の中の看護職は看護独自の倫理も有していると言えるでしょう。

　看護倫理の原点は、人への配慮や思いやりに発するところがあり、人間同士の相互関係にある「ケア」からはじまっています。さらにこの「ケア」が、人と人とのよい関係性の中で成就することを考えれば、人間関係の中にある価値、すなわち「ケアリング」も看護倫理に含まれていると言えるのではないでしょうか。これは医療倫理を超えた中にある、看護職としての重要な価値だと私は考えています。私たちは日頃から、人に優しくすること、友達や周りの人と仲良くすること、善い行いをして徳を持つこと、相手の立場になって考えること、そして自分も含めたみんなの幸せを考えて行動することなど、常に看護の倫理があるといえるでしょう。

4. 看護学生としての日頃の行いは、看護倫理に通じる？

　看護学生になったとき、教師はとても時間や礼儀といったお作法に厳しいなと感じたことはないでしょうか。親でも言わないちょっとした言葉遣いや振る舞い方を、こんなにやかましく注意を受けることに対し疑問に思ったことはないでしょうか。実は、これらはみな看護倫理に通じるのです。日頃の自分たちの振舞いや考え方が、看護行為そのものを反映してしまうということをみなさんに伝えたいと思います。"実習の時だけ気をつければいいので、このくらい大丈夫だろう"と思うのは、実は大間違いであり、普段の姿がそのまま看護援助に結びつきます。それは言葉遣いや振舞いだけでなく、考え方や思考や価値として看護実践に表現されていきます。

　例えば、もう一度挨拶について考えてみます。みなさんは学校で元気に挨拶はできますか。挨拶は人間関係を円滑に進めるための第一歩、エッセンスのようなものですね。相手の目を見て、そして気持ちよく挨拶できることが、よい人間関係のはじまりと言えます。ところが、小さな声でつぶやくような挨拶だったり、目線をそらせたり、面倒くさそうにしていたりすると、その人の気持ちさえも疑われてしまいます。そんな人に看護されたいなど思いません。また挨拶には、心がこもってこそはじめて挨拶として成り立ちます。

「今日も一日がんばるぞ」「あなたのことを気にかけています」というような気持ちで挨拶できると、それは相手に以心伝心伝わっていくものなのです。患者 ― 看護師関係をスムーズにするための挨拶は、学校で学んでいる時期からはじまっています。患者さんに良い看護を提供したいと思うならば、まず学校にいるうちに、笑顔で気持ちよく自然に挨拶できるようにしておきましょう。挨拶もとても大切な看護倫理なのです。

　また、普段の言葉遣いや服装、さらに時間管理や報告・連絡・相談に至るまで、これから教員に注意を受けることもあるかと思います。レポートの提出期限を守ることは必須であり、遅れるとかなりのペナルティがあることも自覚することになるでしょう。また、ときどき授業を休む理由を聞かれたり、その報告を求められたり、「どうして看護の先生は厳しいの？」と感じる人もいるかもしれません。実は、これらのことも患者さんの生命を守るということ、まさしく看護倫理とつながっています。私たちは、患者さんに援助する前に援助内容を説明し同意を得て行います。このことをインフォームド・コンセントと言っています。また患者さんとの約束は必ず守ります。さらに一緒に働く仲間と気持ちよく仕事ができるよう、必要な連絡を正確に伝え聞き、相談し、また必要なことを報告し確認しています。このことを“報連相”と言います。これらのことは、すべて看護倫理と言えます。ヘルスケアチームの中で、患者さんに一番近く患者さんを支えることのできる位置にいる看護師にこそ、その厳しさゆえに、看護倫理という意識が要求されます。

5. 看護倫理と守秘義務・個人情報の保護

　医療職には、重大な守秘義務が課せられているのはご存じですか。特に看護師であれば、保健師助産師看護師法で厳しく規定されており、犯した場合には厳しい罰則が科せられています。また法律だけではなく倫理的な意味でも重要です。医療者としての守秘義務とは、患者さんの個人に関する情報は人に漏らしてはならないということです。これは本人と関係のない第3者もそうですが、例え近親者である親兄弟や親友であっても本人の許可なしに伝えることを禁止しています。個人情報保護法（2003）によれば、個人情報とは、生存する個人に関する情報で、氏名、生年月日、住所、顔写真などによって特定の個人を識別できる情報のことを言います。その後改正され、最近では個人識別符号といって、指紋や声紋、基礎年金番号やマイナンバーカード、さらにはゲノムデータや虹彩や容貌の情報も扱われるようになりました。それらの情報を漏洩しないように厳重に守ること、すなわち守秘義務が課せられています。

このような守秘義務は、今から約2500年前古代ギリシャ時代を生きた「医学の父」ヒポクラテスの頃から今日まで継承されている、医療者における重要な義務であり倫理です。なぜここまで重要視されているのでしょうか。患者さんは病気の治療のために、もしくは在宅においても、よりよい医療・看護を受けたいと思っています。よい治療や援助を提供するために看護師は、患者さんから多くのことを聞かなければいけません。病気と生活は繋がっているので、ただ病気の症状だけ聞くのではなく、どのような生活や社会環境が病気に影響をしているのか、それを改善するためにどうしていったらいいのか、患者さんの気持ちはどうなのかについて、たくさんのことを聞いていきます。もちろんよりよい改善策を考えるという目的のためにです（必要以外の情報を聞いてはいけません）。

　しかしながら、ときどき患者さんが言いたくないことも医療者であれば聞かなければいけないこともあります。例えば、本人の収入や財産など、他者に知られたくないことであっても、私たちは退院してからの生活が安心して暮らせるようにしていくための策を考える必要な情報になることもあります。そのため医療者であれば、必要に応じて聞いていかなければいけないことも多いことでしょう。そのような話したくないことを、医療や看護の目的のために患者さんの許可を得て教えていただき、よい医療や看護につなげていきます。倫理として考えると、孔子の論語の中に「己の欲せざるところを人に施すことなかれ」（浅井、2021）という黄金律があります。本来であれば聞くべきことでない部分に触れざるを得ない訳ですから、それ相応の厳しい約束事の中で話を聞くことをしています。そこに守秘義務や個人情報保護があるのです。

　この守秘義務が、もちろん看護学生においても同等に課せられていることは当然です。特に看護学生は、看護を学ぶ目的のために臨地実習先である病院や施設で、直接患者さんと出会い、コミュニケーションを通していろいろな話を聞きます。またカルテ（診療記録）を通して、患者さんの住所や電話、そして家族構成や収入の状況なども目にしてしまうことがあるでしょう。このように看護学実習で看護学生は、他人に口外してほしくない内容を情報として知ってしまうことがあります。もちろん、その情報を活用しながら看護を実践していく勉強のために情報をみるわけですが、このような患者さんに関わることすべてについても、守秘義務が当然発生しています。

　実習先で知りえた患者さんに関するあらゆる情報を、話題にしてはいけない、口外してはいけないと、教員に厳しく注意を受けます。特に病院内のエレベーターの中、帰り道のバスの中等、ついつい気が緩み、友達と今日の実習の出来事を話してしまいがちです。最近ではSNSを使って、学生同士で情報共有をして実習を有利に進めたいと思い、そこで患者さんのことをつぶやいてしまったことが思わぬところで発覚して、厳重注意だけにす

まされず、ひいては大きな事故や裁判につながったケースも耳にします。それだけ看護学生に対しても厳重な守秘義務が課せられているということを十分理解しておいてください。守秘義務については、あらゆるところで教員たちから痛いほど伝えられます。自分は今何をしているのか、そのことは今ここで話してよいものなのか、気を引き締めあらためて守秘義務を確認していただきたいです。

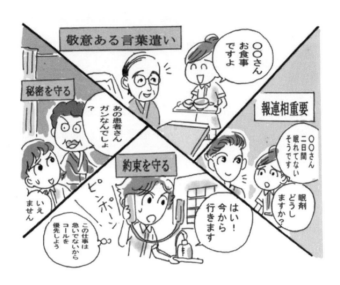

6. 看護職における研究と倫理

　看護研究というと、自分たちにはとても難しくその必要性もまだわからないことでしょう。しかしながら看護の質の向上のために、看護職は研究し続けていくことが望まれます。もう少し先になってからにはなりますが、看護研究の手法を学んでいきます。特にここでは、看護職における研究の倫理についてお伝えしようと思います。

　看護界において研究の芽生えは、近代看護の母であるF. ナイチンゲールからといえます。彼女は公衆衛生の立場から、科学的手法を用いて病院や施設の衛生状況の改善を訴えてきました。戦後、看護の質の向上のために看護研究への意識がどんどん高まってきました。しかしながら、何でもかんでも研究をしてよいということではありません。特に第2次世界大戦でナチス－ドイツが行った非人道的な人体実験（人体を用いた研究）がそれを物語っています。戦後このことが「ニュルンベルク裁判」によって詳らかにされました。人の生命と人権を守ることの重要性を、あらためて全世界が認識し確認し合ったのです。それ以降、「ニュルンベルク綱領」（1947）、「ヘルシンキ宣言」（1964）、「リスボン宣言」

（1981）が提言されていきます。研究参加者の自己決定権は研究の必要性より最優先され、かつ被験者が被る侵襲や不利益を十分考慮し、研究を行う際は被験者に十分説明し納得した上で同意をとって進めることが必要とされました。このようにしてインフォームド・コンセントが確立されていきました。詳細は割愛しますので、またどこかの講義で聞いて下さい。

　さて、看護研究における倫理について話を戻します。ここで大切なのは、インフォームド・コンセントです。これにより被験者の人権が守られてはじめて研究ができる、裏を返せば、被験者の権利が守られない研究はやってはいけないということです。ただ興味本位ではなく、一定のルールに従い研究を進めていくことが必要です。看護研究においては、医学研究ほど対象者へのリスクは少ないかもしれませんが、それでもインタビューをしたりアンケートに答えてもらうこともあります。私情を聞かれ言いたくないことにも答えなければいけないこともあるでしょう。そのために、看護研究の目的と意義を明らかにし、参加の有無は任意であること、強制力が働かないようにすること、また必ず同意をとってはじめるなど、研究対象者の了解のもと最小限のリスクで実施していく必要があります。その中心にあるのがインフォームド・コンセントと倫理的配慮です。これも大切な看護倫理の一つです。加えて、看護研究を進めていく過程の中で、対外的な発表にも多くのルールがあります。例えば、引用や文献の書き方のルール（第6章）、個人情報の保護、社会的弱者への配慮、利益相反への配慮、研究不正（捏造・改ざん・盗用・二重投稿・不適切なオーサーシップ）防止などがあります（宮坂、2022）。正しい手続きで、かつ倫理観をもって看護研究に取り組んでほしいと思います。

7. 看護職における倫理綱領

　最後になりますが、国際看護協会（ICN）の『看護師の倫理綱領』（2012）と、日本看護協会（JNS）の『看護職の倫理綱領』（2021）についてお伝えしたいと思います。ここには将来看護職として働くあなたが、職業人としてどう看護に向き合うかの看護職としての価値、つまり倫理的な在り方が示されています。『看護職の倫理綱領』は、その前身である『看護者の倫理規定』（1988）にはじまり、その後2003年に改定され、現在は2021年度版が最新です。これは今看護学生である普段のあなたに対しても、もちろん実習先においても遵守することが強く望まれます。学校によっては、独自に看護学生の倫理行動規準を設けているところもあります。詳細については、学校ごとに学んでください。

ところで、倫理綱領があるということは専門職（プロフェッション）としての証の一つであることはすでに述べてきました。プロフェッション（Profession）の動詞はProfessであり、神に誓う、告白する、懺悔するなどの意味があると言います。中世ヨーロッパでは、高等教育を受けた人々がキリストの前において自らの行為を懺悔し、国の人々、または社会の利益に貢献することを神に誓う行為であるとされています。宗教的な考え方はさておき、神（社会の人々や自分の心）に誓って、最善を尽くす人のことを専門職といっています。しかし看護職が専門職であるかについては、まだまだ様々な見解が展開されているようです。久米ら（2012）によれば、「多くの研究者が、看護師はまだ専門職とはいえずその途上にある」としながらも、グレッグ（2009）は、「看護は専門職に近づこうと努力している職種である」としています。こう考えると、専門職であるかどうかは、看護職を含めみなさんたち個人がこの仕事にどう向かおうとしているのか、すなわち一人ひとりの倫理観に委ねられているとも言えそうです。常に患者さんに良い看護とは何かを考えながら、生涯学び続けていく中にも看護倫理があることがわかりますね。

　さて、日本看護協会が提言する倫理綱領は、社会の情勢を踏まえて 2021 年に改訂されました。改定後に伴い変更や追加になった明文から、本文 14「社会正義」、また新たに追加された本文 16「災害支援」について少し取り上げたいと思います。

　「社会正義」という概念は、これまでの看護界において少し耳慣れない用語かと思われます。しかしながら世の中の社会情勢においては、社会に生きる私たちの共通語のように思います。社会正義とは、社会の常識から考えて正しいとする社会的な倫理のように思います。「常識」という概念は、変化の激しい今日において、少し窮屈な表現であろうかと思います。"私の常識ところ変われば非常識"といわれるように、常識は、その国や地域、もしくは年代や時代、文化的背景、政治や社会の動向によっても違うものだからです。グローバルな社会を生きている今日において、今ここに生き生活している社会全体のこの時点においての正義を、社会の合意の中で確かめ合いながらみんなで考えていこうという姿勢だと思います。世界に住む人たちが平和に平等に、誰一人としてかけがえのない人権をもち人として尊ばれているというような意味が込められていると思います。

　これまでの『看護者の倫理綱領（2003）』においては、「看護者は、人々がよりよい健康を獲得していくために、環境問題について社会と責任を共有する」となっていましたが、世界的な環境に関する問題だったものを、さらにもっと押し広げた記述になっているかと思います。それが社会正義であると理解できます。本文の 16 には以下の記述があります。

136

わが国や世界で起きているこれらの問題についての知識を更新し、意識を高め、それらについて社会に発信するよう努める。また、これらの問題の潜在的な状況から予防的に関わり、多職種や関係機関で連携し看護職として適切な対応をとる。さらに、…（中略）…人々の健康を保持増進するための環境保護に積極的に取り組む。そして、人々の生命の安全と健康がまもられ平和で包摂的な社会の実現を目指す。

　私たち看護職は、生命と健康に関わる全ての見地、つまり差別、貧困、格差、気候変動、虐待、人身売買、紛争、暴力といった事柄について、地球規模の観点をもって世の中を見つめていくことに関わる必要があると言っています。人類のたゆまぬ幸福のために、看護職は自分たち以外の人々や多くの職種の方々と手を携え、平和を創造する役割を担っています。看護職はそういう社会の一構成員でもあります。これをソーシャル・インクルージョンといいます。社会正義という立場からも看護職の役割が期待されています。

　さらに、「災害支援」に着目したいと思います。看護職が災害支援に積極的に関わる契機となったのは、1995年の阪神淡路大震災からだと言われています。これまでも規模に関わらず災害支援はありました。しかしこの大惨事からの反省から、看護職がもっと積極的支援に関わる必要性を感じ、組織的システムが構築されていきました。このことが2021年の『看護職の倫理綱領』の中にはっきりと明言されたということです。実はここで成熟したものが人間同士の助け合い、すなわち「絆」の大切さです（泉澤、2021）（図2）。今日の世の中は、便利さゆえに人間関係が希薄だといわれています。しかしこのつらく悲しい体験を乗り越える中、新たな人間関係の在り方も育まれました。そこで人間同士の助け合いの必要性が再確認されたのです。現在の地域包括ケアシステムの「互助」は、このことから繋がっていると思います。

　また2008年指定規則改正から、看護教育カリキュラムの中で「災害看護」という科目が導入されました。同時に人々の生命や健康を脅かすあらゆる災害について、看護職が活動することは倫理的責務であるということを、この『看護職の倫理綱領』からも読み取れます。災害看護においては、社会システムすべてが破綻した中での支援体制ですから、医療職もそれ以外の専門職も、ボランティアも、また被害を受けた人自身も、あらゆる人々すべてが知恵を出し協力し合って命を助け

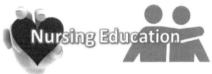

The community-based integrated care systems

Nursing Education

Caring perspective
OTAGAISAMA HEART

図2　OTAGAISAMA Heart

るために行動することが望まれます。したがって究極の人間関係における倫理だと私は思います。目の前にいる一人の患者さんへの看護、組織的に取り組む看護、そして地域に暮らす人々や地域そのものへの看護、もっと言えばこの世界にいるあらゆる状況にある人々の生命と健康を守ることを、看護職は担っていかなければいけません。保健・医療・福祉のその担い手の一専門職として、看護職における活躍が期待されています。

文献

浅井篤（2011）．医療職のための臨床倫理のことば48．日本看護協会出版会，43．

アン J. デービス（2007），看護倫理 ― よい看護・よい看護師への道しるべ［改訂第3版］，初版の刊行に寄せて ― Anne J Davis 博士（小西美恵子訳），南江堂．

グレッグ美鈴，池西悦子編（2009）．看護教育学 ― 看護を学ぶ自分と向き合う（看護学テキスト NICE）．南江堂．

久米龍子，久米和興．（2012）．看護師の専門性に関する一考察．豊橋創造大学紀要，16，79-92．

泉澤真紀．（2021）．少子高齢社会における看護と教育の払底 ― 地域共生社会世よりよく生きる"お互いさま力"を支える看護の倫理と教育．日本看護倫理学会，13，72-74．

宮坂道夫（2022），系統看護学講座別巻看護倫理，医学書院，171-174．東京．

L. コーン，米国医療の質委員会，医学研究所．（2000）．人は誰でも間違える ― より安全な医療システムを目指して，日本評論社．

盛永審一郎，長島隆編（2012），看護学生のための医療倫理 ― まえがき．丸善出版．

野嶋佐由美（2015）．看護学の概念と倫理的基盤 ― 第5章看護倫理の基本的な考え方 ― 看護者の倫理綱領（日本看護協会 2003）．147，日本看護協会出版会．

手島恵（2022）．看護職の基本的責務 2022 年度版 ― 定義・概念／基本法／倫理．日本看護協会出版会，63．

看護職の倫理綱領

前文

人々は、人間としての尊厳を保持し、健康で幸福であることを願っている。看護は、このような人間の普遍的なニーズに応え、人々の生涯にわたり健康な生活の実現に貢献することを使命としている。看護は、あらゆる年代の個人、家族、集団、地域社会を対象としている。さらに、健康の保持増進、疾病の予防、健康の回復、苦痛の緩和を行い、生涯を通して最期まで、その人らしく人生を全うできるようその人のもつ力に働きかけながら支援することを目的としている。看護職は、免許によって看護を実践する権限を与えられた者である。看護の実践にあたっては、人々の生きる権利、尊厳を保持される権利、敬意のこもった看護を受ける権利、平等な看護を受ける権利などの人権を尊重することが求められる。同時に、専門職としての誇りと自覚をもって看護を実践する。日本看護協会の『看護職の倫理綱領』は、あらゆる場で実践を行う看護職を対象とした行動指針であり、自己の実践を振り返る際の基盤を提供するものである。また、看護の実践について専門職として引き受ける責任の範囲を、社会に対して明示するものである。

本文

1. 看護職は、人間の生命、人間としての尊厳及び権利を尊重する。
2. 看護職は、対象となる人々に平等に看護を提供する。
3. 看護職は、対象となる人々との間に信頼関係を築き、その信頼関係に基づいて看護を提供する。
4. 看護職は、人々の権利を尊重し、人々が自らの意向や価値観にそった選択ができるよう支援する。
5. 看護職は、対象となる人々の秘密を保持し、取得した個人情報は適正に取り扱う。
6. 看護職は、対象となる人々に不利益や危害が生じているときは、人々を保護し、安全を確保する。
7. 看護職は、自己の責任と能力を的確に把握し、実施した看護について個人としての責任をもつ。
8. 看護職は、常に、個人の責任として継続学習による能力の開発・維持・向上に努める。
9. 看護職は、多職種で協働し、よりよい保健・医療・福祉を実現する。
10. 看護職は、より質の高い看護を行うために、自らの職務に関する行動基準を設定し、それに基づき行動する
11. 看護職は、研究や実践を通して、専門的知識・技術の創造と開発に努め、看護学の発展に寄与する。
12. 看護職は、より質の高い看護を行うため、看護職自身のウェルビーイングの向上に努める。
13. 看護職は、常に品位を保持し、看護職に対する社会の人々の信頼を高めるよう努める。
14. 看護職は、人々の生命と健康をまもるため、さまざまな問題について、社会正義の考え方をもって社会と責任を共有する。
15. 看護職は、専門職組織に所属し、看護の質を高めるための活動に参画し、よりよい社会づくりに貢献する。
16. 看護職は、様々な災害支援の担い手と協働し、災害によって影響を受けたすべての人々の生命、健康生活を守ることに最善を尽くす。

日本看護協会（2021）

おわりに

　この本を発刊しようと考えたきっかけは、私が、2015年から教鞭をとることになった『看護学概論』の授業にあります。看護を学ぶために入学した学生が、自律した学修者として育つための素地がどうやって育っていくのかという疑問からです。学ぶためのスキルをどう身につけるのか、ロジカルに物事を考えることができるか、そのための資料や文献は探せるか、そしてレポートにまとめること、カンファレンスをすること等。授業やグループワークを進める中で、どこかで看護職である私たちが、看護の立場でそのことを伝えていかなければと感じだからです。4月に入学し、はじめて出会う初々しい看護学生たちをみるたびに、看護のキャリアのはじめの一歩に、ともにエントレインメントできないのかと考えはじめました。無限に広がる真っ白なキャンパスにどんな絵が描かれていくか、ワクワク、ドキドキしながら「看護の学び」の学び方を伝えてきました。

　本原稿は、私が授業時に配布していた数枚程度の資料がその原型です。それから、毎年新しい知見をブラッシュアップし、気が付くと数十ページに及ぶ冊子になっていました。これをどうにかならないものかと、同じ志を持つ旭川市で基礎看護学を担当する先生たちに相談させていただきました。しかしその年のはじまりはCovid-19パンデミックと重なります。活動や外出が制限され、人に会うことさえもできない3年間でしたが、その後メンバーも再編成し、ようやく2024年春、この出版を迎えることができました。

　さて、筆者らが住む旭川は、北海道のほぼ真ん中、上川盆地の中心に位置する人口約34万人の街です。道内でも一年を通して寒暖の差が大きく、とりわけ寒さは日本最低気温－41℃（1902年）を記録した街として知られています。冬は特に"しばれる（北海道弁）"日が多く、そのため放射冷却現象で、よく晴れた天候では空気中の水蒸気が凍り「ダイヤモンドダスト」になり、とても美しい光景が見られるのも特徴です。また、大雪山系から流れる石狩川を主流としたおいしい水は米の実りを豊かにし、そのよき米とよき水によき気候を利用した酒造りも盛んです。また広大で自然豊かな森は良質な木材を生み、世界的な家具の産地としても有名です。アイヌの人たちは、「あらゆるものにカムイ（神）が宿る」といいます。この街の自然も動物も、生きとし生けるものの共生、つまりすべての「命」が一つに繋がっているとされてます。このことは、これからの共生社会の在り方そのものであると思っています。

　"イランカラプテ（こんにちは）"、そして"イヤイライケレ（ありがとう）"。このよう

なカムイの国々の暮らしに溶け込む街に住む私たちは、この街を愛しそしてこの街（地域）から、看護を目指そうとする学生の背中を押し、社会に貢献できる人材を育てたいと思っています。もちろんこの本を手にとった人の中には、旭川とは縁もゆかりもない人たちもいることでしょう。むしろ北の大地にあるこの街を深く知ってもらいたいと思っています。専門学校であれ大学であれ、つまるところ看護教員の願いはみな同じです。この土地を発信源として、看護の発展に寄与できる人材が育っていくことを願ってやみません。

　2024 年 2 月

　　　　　　　　　　　　まだ春の日の訪れも遠い、北国旭川の地で　泉澤真紀

文献
泉澤真紀. （2016）. 旭川の魅力. Distancia, 52-55.

執筆者一覧 (五十音順)

編者／泉澤 真紀・升田 由美子

泉澤 真紀　旭川市立大学保健福祉学部保健看護学科　基礎看護学教授
　　　　　はじめに・第1・16章・おわりに

一條 明美　旭川医科大学医学部看護学科看護学講座　基礎看護学准教授
　　　　　第10・12章

太田 あゆ美　JA北海道厚生連 旭川厚生看護専門学校　専任教員
　　　　　第5章

神成 陽子　旭川医科大学医学部看護学科看護学講座　基礎看護学講師
　　　　　第7・12章

谷川 千佳子　旭川市立大学保健福祉学部保健看護学科　基礎看護学准教授
　　　　　第8・11章

綱元 亜衣　旭川医科大学医学部看護学科看護学講座　基礎看護学講師 (学内)
　　　　　第4・6章

中川 初恵　旭川市立大学保健福祉学部保健看護学科　成人・老年看護学准教授
　　　　　第2・14章

並川 聖子　旭川市立大学保健福祉学部保健看護学科　基礎看護学教授
　　　　　第3・9章

升田 由美子　旭川医科大学医学部看護学　看護学講座　基礎看護学教授
　　　　　第15章

宮地 実穂子　旭川医科大学病院　10階西ナーススーション　看護師長
　　　　　第13章

イラスト　日野あかね　漫画家

看護学を学ぶためのスタートガイド
― 看護キャリアの第一歩 ―

2024 年 5 月 30 日　初版第 1 刷発行

■編 著 者 ── 泉澤　真紀・升田　由美子
■発 行 者 ── 佐藤　守
■発 行 所 ── 株式会社**大学教育出版**
　　　　　　　〒 700-0953　岡山市南区西市 855-4
　　　　　　　電話 (086) 244-1268 ㈹　FAX (086) 246-0294
■印刷製本 ── モリモト印刷㈱
■Ｄ Ｔ Ｐ ── 林　雅子

ISBN978-4-86692-301-7